U0254748

华西医学大系

解读"华西现象"

讲述华西故事

展示华西成果

脑胶质瘤经典病例解析

——四川大学华西医院胶质瘤中心病例荟萃

NAOJIAOZHILIU JINGDIAN BINGLI JIEXI

——SICHUANDAXUE HUAXIYIYUAN JIAOZHILIU ZHONGXIN BINGLI HUICUI

编写单位　四川大学华西医院胶质瘤多学科诊疗团队

主 编　毛 庆　刘艳辉

四川科学技术出版社

·成都·

图书在版编目（CIP）数据

脑胶质瘤经典病例解析 : 四川大学华西医院胶质瘤
中心病例荟萃 / 毛庆，刘艳辉主编 . — 成都 : 四川科
学技术出版社 , 2023.10
（华西医学大系 . 学术精品系列）
ISBN 978-7-5727-1183-1

Ⅰ . ①脑… Ⅱ . ①毛… ②刘… Ⅲ . ①脑肿瘤—神经
胶质瘤—病案 Ⅳ . ① R739.41

中国国家版本馆 CIP 数据核字（2023）第 209784 号

华西医学大系·学术精品系列

脑胶质瘤经典病例解析
——四川大学华西医院胶质瘤中心病例荟萃

编写单位　四川大学华西医院胶质瘤多学科诊疗团队
主　　编　毛　庆　刘艳辉

出 品 人　程佳月
责任编辑　李　栎
助理编辑　王天芳
封面设计　经典记忆
版式设计　大　路
责任校对　方　凯
责任出版　欧晓春
出版发行　四川科学技术出版社
地　　址　四川省成都市锦江区三色路 238 号新华之星 A 座
　　　　　传真：028-86361756　邮政编码：610023
成品尺寸　156mm×236mm
印　　张　17.5　字　数　350 千
印　　刷　成都市金雅迪彩色印刷有限公司
版　　次　2023 年 10 月第 1 版
印　　次　2023 年 10 月第 1 次印刷
定　　价　192.50 元
ISBN 978-7-5727-1183-1

邮购：四川省成都市锦江区三色路 238 号新华之星 A 座 25 层
邮购电话：028-86361770　邮政编码：610023

本书编委会

主　　编：毛　庆　刘艳辉

副 主 编：陈　铌　刘　磊　月　强

编　　委：（按姓氏拼音首字母排序）

艾　平　常　涛　陈思良　龚　静　鞠　延

李劲梅　李燕雏　罗　勇　罗玉婷　牛小东

任艳明　苏征征　王　峰　王　军　王　翔

王志豪　吴　昕　谢　莉　杨薇霖　杨喜彪

杨　渊　姚　兵　余天平　曾安容　张昊东方

张　洪　张津堰　张梦鑫　张淑江　张蜀鑫

张思敏　张跃康　钟金晶　周红雨　左明荣

主编助理：牛小东　陈思良　常　涛

主编简介

毛庆，男，汉族，医学博士，主任医师，教授，博士研究生导师。四川大学华西医院神经外科学科主任、华西胶质瘤中心主任，主要从事：1. 脑胶质瘤的基础与临床研究；2. 脑深部病变的精准外科治疗；3. 医工结合脑功能的临床研究。现任中国脑胶质瘤协作组组长、四川省医学会神经外科专业委员会主任委员、中国抗癌协会脑胶质瘤专业委员会西南学组

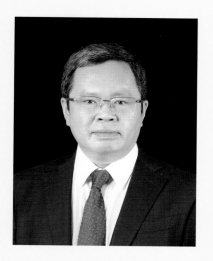

主任委员、国家神经疾病医学中心脑胶质瘤MDT西南专科联盟理事会理事长、四川省学术和技术带头人；历任中国医师协会脑胶质瘤专业委员会副主任委员、中国抗癌协会神经肿瘤专业委员会常委、中国医师协会神经外科医师分会神经肿瘤专业委员会委员、中国医师协会神经外科医师分会微侵袭专业委员会委员、中国研究型医院学会神经外科学专业委员会常委、中国神经科学学会神经肿瘤分会委员等。在国内外专业学术刊物上发表SCI及其他论文100余篇，参编专著10余部，其中1部担任主编、6部担任副主编。先后承担国家级及省部级重点科技攻关项目等共20余项，获省部级科学技术进步奖2项。牵头制定《成人丘脑胶质瘤手术治疗中国专家共识》，并以副主编等主要编写组成员身份参与制定国内胶质瘤领域十多部国家级的诊疗规范、指南或共识。系第三届"国之名医·卓越建树"称号获得者。

主编简介

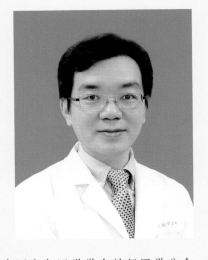

刘艳辉，男，汉族，医学博士，主任医师，教授，博士研究生导师。四川大学华西医院神经外科党支部书记、副主任。主要从事：1. 脑胶质瘤及脑深部病变的精准外科诊疗；2. 脑胶质瘤代谢特征及相关治疗靶点的研究；3. 脑胶质瘤化疗耐药机制及化疗脑保护的研究。现任中国医师协会脑胶质瘤专业委员会副主任委员、中国抗癌协会神经肿瘤专业委员会常委、中国临床肿瘤学会神经系统肿瘤专家委员会常委、中国老年医学学会神经医学分会常委、四川省医学会神经外科专业委员会副主任委员、四川省肿瘤学会中枢神经系统肿瘤专业委员会副主任委员、国家神经疾病医学中心脑胶质瘤MDT西南专科联盟理事会副理事长、成都市医学会神经外科专家委员会副主任委员、成都市抗癌协会头颈中枢肿瘤专业委员会副主任委员。主持多项国家自然科学基金项目及四川省重点研发项目，获得四川省科学技术进步奖二等奖1项、三等奖2项。累计发表专业论文近200篇，其中以第一作者或通信作者身份在专业领域相关SCI期刊发表论文50余篇。参与编写《成人丘脑胶质瘤手术治疗中国专家共识》《脑胶质瘤诊疗指南（2022版）》《中国脑胶质瘤临床管理指南（2020）》等多部脑胶质瘤相关诊疗规范、指南或共识。获"2021年人民好医生（神经肿瘤）特别贡献奖"。

《华西医学大系》总序

由四川大学华西临床医学院/华西医院（简称"华西"）与新华文轩出版传媒股份有限公司（简称"新华文轩"）共同策划、精心打造的《华西医学大系》陆续与读者见面了，这是双方强强联合，共同助力健康中国战略、推动文化大繁荣的重要举措。

百年华西，历经120多年的历史与沉淀，华西人在每一个历史时期均辛勤耕耘，全力奉献。改革开放以来，华西励精图治、奋进创新，坚守"关怀、服务"的理念，遵循"厚德精业、求实创新"的院训，为践行中国特色卫生与健康发展道路，全心全意为人民健康服务做出了积极努力和应有贡献，华西也由此成为了全国一流、世界知名的医（学）院。如何继续传承百年华西文化，如何最大化发挥华西优质医疗资源辐射作用？这是处在新时代站位的华西需要积极思考和探索的问题。

新华文轩，作为我国首家"A+H"出版传媒企业、中国出版发行业排头兵，一直都以传承弘扬中华文明、引领产业发展为使命，以坚持导向、服务人民为己任。进入新时代后，新华文轩提出了坚持精准出版、精细出版、精品出版的"三精"出版发展思路，全心全意为推动我国文化发展与繁荣做出了积极努力和应有贡献。如何充分发挥新华文轩的出版和渠道优势，不断满足人民日益增长的美好生活需要？这是新华文轩一直以来积极思考和探索的问题。

基于上述思考，四川大学华西临床医学院/华西医院与新华文轩出版传媒股份有限公司于2018年4月18日共同签署了战略合作协议，启动了《华西医学大系》出版项目并将其作为双方战略合作的重要方面和旗舰项目，共同向承担《华西医学大系》出版工作的四川科学技术出版社授予了"华西医学出版中心"铭牌。

人民健康是民族昌盛和国家富强的重要标志，没有全民健康，就没有全面小康，医疗卫生服务直接关系人民身体健康。医学出版是医药卫生事业发展的重要组成部分，不断总结医学经验，向学界、社会推广医学成果，普及医学知识，对我国医疗水平的整体提高、对国民健康素养的整体提升均具有重要的推动作用。华西与新华文轩作为国内有影响力的大型医学健康机构与大型文化传媒企业，深入贯彻落实健康中国战略、文化强国战略，积极开展跨界合作，联合打造《华西医学大系》，展示了双方共同助力健康中国战略的开阔视野、务实精神和坚定信心。

华西之所以能够成就中国医学界的"华西现象"，既在于党政同心、齐抓共管，又在于华西始终注重临床、教学、科研、管理这四个方面协调发展、齐头并进。教学是基础，科研是动力，医疗是中心，管理是保障，四者有机结合，使华西人才辈出，临床医疗水平不断提高，科研水平不断提升，管理方法不断创新，核心竞争力不断增强。

《华西医学大系》将全面系统深入展示华西医院在学术研究、临床诊疗、人才建设、管理创新、科学普及、社会贡献等方面的发展成就；

是华西医院长期积累的医学知识产权与保护的重大项目，是华西医院品牌建设、文化建设的重大项目，也是讲好"华西故事"、展示"华西人"风采、弘扬"华西精神"的重大项目。

《华西医学大系》主要包括以下子系列。

①《学术精品系列》：总结华西医（学）院取得的学术成果，学术影响力强。②《临床实用技术系列》：主要介绍临床各方面的适宜技术、新技术等，针对性、指导性强。③《医学科普系列》：聚焦百姓最关心的、最迫切需要的医学科普知识，以百姓喜闻乐见的方式呈现。④《医院管理创新系列》：展示华西医（学）院管理改革创新的系列成果，体现华西"厚德精业、求实创新"的院训，探索华西医院管理创新成果的产权保护，推广华西优秀的管理理念。⑤《精准医疗扶贫系列》：包括华西特色智力扶贫的相关内容，旨在提高贫困地区基层医院的临床诊疗水平。⑥《名医名家系列》：展示华西人的医学成就、贡献和风采，弘扬华西精神。⑦《百年华西系列》：聚焦百年华西历史，书写百年华西故事。

我们将以精益求精的精神和持之以恒的毅力精心打造《华西医学大系》，将华西的医学成果转化为出版成果，向西部、全国乃至海外传播，提升我国医疗资源均衡化水平，造福更多的患者，推动我国全民健康事业向更高的层次迈进。

《华西医学大系》编委会

2018年7月

前　言

胶质瘤（glioma）是中枢神经系统（central nervous system，CNS）最常见的原发性恶性肿瘤，可发生在CNS的任何部位，其中以大脑半球最为常见。胶质瘤的病理分类依据是世界卫生组织（World Health Organization，WHO）CNS肿瘤分类。随着分子病理的不断发展以及分子特征在肿瘤预后中重要性的突显，2021年WHO第五版CNS肿瘤分类（WHO CNS5）体系主要以肿瘤生物学和分子特征进行分类及分型，相比之前的版本改动较大，并首次将胶质瘤分为成人型和儿童型两个不同类型的肿瘤实体。目前大多病理诊断主要是以分子病理诊断进行分类，对脑中线等特殊部位的肿瘤，部分仍保留部位特征。

胶质瘤的诊疗需要神经外科、神经影像科、病理科、放射治疗科（简称放疗科）、肿瘤科、神经内科和神经康复科等多学科合作，在遵循指南、规范的基础上，结合实际情况采取个体化的综合治疗方案。本书"经典病例解析"中纳入的病例均是四川大学华西医院胶质瘤多学科诊疗团队（下文称华西胶质瘤中心MDT团队）全程诊疗及随访中的病例，MDT团队在疑难病例讨论和诊疗中起到了非常重要的指导作用。为了体现临床诊疗过程和临床思维，本书精选华西胶质瘤中心MDT团队以往讨论的经典和疑难病例，采用以部位分类为主、分子分型为辅的章节分类和病例展示模式，汇总了颅内常见部位和常见病理类型的胶质瘤病变，以及疑似胶质瘤经病理确诊的其他类型的病变。

本书"经典病例解析"部分所纳入病例分为两大类型，一是临床考虑及病理确诊的胶质瘤病变，二是疑似胶质瘤经病理确诊的其他类型病变，包括其他类型脑肿瘤和非肿瘤性病变，所有纳入病例的最终诊断均以2021年WHO CNS5为依据。根据病变部位及性质共分为六章，分别为大脑半球胶质瘤，岛叶、基底节区胶质瘤，丘脑、脑干及松果体区胶质瘤，脑室系统胶质瘤，疑似胶质瘤的其他类型脑肿瘤，疑似胶质瘤的非肿瘤性病变。

此外，由于编写本书需要整理大量的病例资料，以及时间较为仓促，故书中难免存在不足之处，如读者发现问题，恳请予以指正，以便再版时修订。

2023年7月

目 录

第一章
大脑半球胶质瘤

第一节 概 述

胶质瘤是中枢神经系统最常见的原发性恶性肿瘤，其发生部位以大脑半球最为常见。在大脑半球胶质瘤中，额叶胶质瘤最为多见，颞叶胶质瘤和顶叶胶质瘤次之。本章主要展示包括额叶、颞叶、顶叶、枕叶以及位于中央区的胶质瘤病例，囊括临床上常见的胶质瘤病理类型：星形细胞瘤，*IDH*突变型；胶质母细胞瘤，*IDH*野生型；少突胶质细胞瘤，*IDH*突变和1p/19q共缺失；多形性黄色星形细胞瘤（pleomorphic xanthoastrocytoma，PXA）；幕上*ZFTA*融合阳性型室管膜瘤；以及少见的弥漫性半球胶质瘤，*H3G34*突变型等。不同病理类型的胶质瘤在大脑半球不同区域的发生率也存在一定的差异。星形细胞瘤是胶质瘤中最常见的病理类型，以额颞叶最多见，主要累及成年人，男性高发于女性。少突胶质细胞瘤以额叶最为多见，好发于成年人，男性稍多，多数患者以癫痫和头痛为首发症状。大脑半球胶质瘤的手术治疗根据肿瘤所在区域不同采取不同的手术策略，尤其是位于运动区和语言中枢及其附近区域等重要功能区的胶质瘤。对于功能区脑胶质瘤患者，国内外指南均推荐手术时采用术中唤醒配合术中脑功能定位技术，能够在扩大肿瘤切除范围的同时，有效避免患者术后出现永久性功能障碍。

第二节 经典病例解析

病例1 左侧额叶辅助运动区少突胶质细胞瘤

一、病情简介

病史：女性，33岁，中学英语教师，主因"突发短暂性意识丧失8天余"入院。8天前患者家属晨起时发现患者突然呼之不应，伴肢体抽搐、深大呼吸，无口吐白沫，无口角偏斜，无双眼凝视，立即就诊于当地医院，考虑"癫痫"，完善头部计算机断层扫描（computer tomography，CT）检查并予以镇静等治疗，后患者自行苏醒，家属诉清醒后语速较前稍变慢，病程期间曾有2次自言自语，无口齿不清，可回忆发病前情况，无记忆力减退，完善头部增强磁共振成像（magnetic resonance imaging，MRI）检查提示"左侧额叶病变，考虑肿瘤性病变，低级别胶质瘤可能"，予以药物治疗。为求进一步治疗就诊于我院[①]门诊，门诊考虑"左侧额叶占位：低级别胶质瘤？"收入院。

专科查体：入院时神志清楚，对答切题，双侧瞳孔等大等圆，直径约3 mm，对光反射灵敏，颈软，脑膜刺激征阴性，病理征阴性，四肢肌力5级，肌张力正常。

影像学检查：术前头部MRI检查（图1-1）示左侧额叶中央区病变，主要累及左侧辅助运动区，考虑肿瘤性病变，如低级别胶质瘤（low-grade glioma，LGG）可能。

二、临床诊治过程

术前诊断

1.左侧额叶辅助运动区占位：低级别胶质瘤？

2.继发性癫痫。

---

① 全书"我院"均指四川大学华西医院。

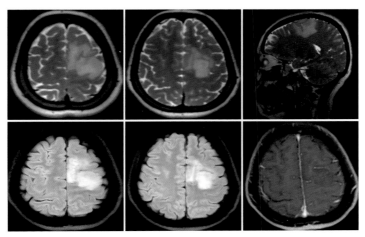

图1-1 术前头部MRI表现

手术治疗过程

入院后完善术前相关检查和积极行唤醒手术术前相关准备，术前三维重建如图1-2所示：肿瘤向后突破中央沟到达中央前回，向下突破额上沟达到额中回，累及辅助运动区、运动前区及中央区。术前相关检查未见明显异常，无明确手术禁忌证（纳入病例此表述均类似，故此后略写），遂在手术导航辅助下行"唤醒麻醉下左侧额叶占位性病变切除术"，首先采用术中导航系统定位病变所在大致区域，并在唤醒麻醉下通过使用直接电刺激技术，观察患者在任务状态下的正性运动反应及负性运动反应，进行运动、语言（中文及英文）、视空间相关功能区皮质及皮质下定位，精确保留辅助运动区脑组织，在保护语言功能区以及皮质下纤维束等安全的原则下尽可能多切除肿瘤组织，唤醒麻醉下术中电刺激和术中切除肿瘤范围展示如图1-3所示。

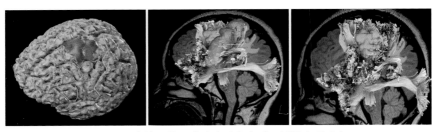

图1-2 术前三维重建（皮质和皮质下纤维束重建）

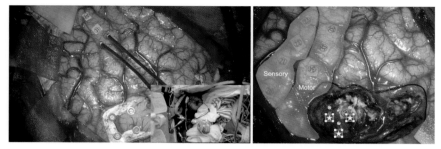

图1-3　唤醒麻醉下术中电刺激和术中切除肿瘤范围展示

手术顺利，术后运动功能保留完整。术后予以支持治疗及抗癫痫治疗，患者病情稳定，恢复良好。术后48小时复查头部MRI示肿瘤全切除，切除范围满意，如图1-4所示。

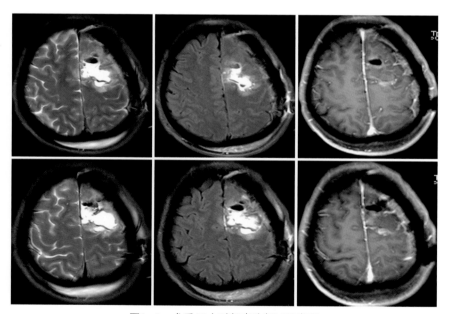

图1-4　术后48小时复查头部MRI表现

病理检测

苏木精-伊红染色（hematoxylin-eosin staining，简称HE染色）、免疫组织化学（简称免疫组化）及分子检测结果如图1-5和表1-1所示。

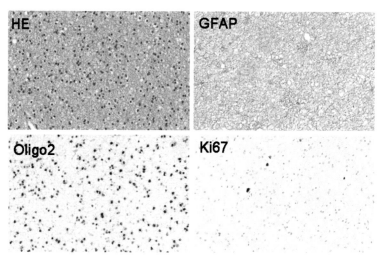

图1-5 手术标本HE染色和部分免疫组化检测结果

表1-1 手术标本病理检测类型及结果

病理检测类型	检测结果
HE染色	见图1-5
免疫组化检测	GFAP（+）、Oligo2（+）、ATRX（+）、H3K27me3（+）、H3K27M（-）、P53（-）、Ki67（+，<5%）
分子检测	检出*IDH1*基因第132密码子突变（*R132H*） 未检出*IDH2*基因第172密码子突变 检出1p/19q信号共缺失 检出*TERT*基因启动子228位点突变，未检出250位点突变 检出*MGMT*基因启动子甲基化 未检出*H3F3A*基因第27密码子突变 未检出*HIST1H3B*基因第27密码子突变 未检出*CDKN2A*基因缺失

病理诊断

综合肿瘤组织形态、免疫组化和分子检测结果，整合诊断为少突胶质细胞瘤，*IDH*突变和1p/19q共缺失，WHO 2级。

术后辅助治疗

术后辅助诊疗方案：辅助放射治疗（简称放疗）。

术后1个月复查头部MRI表现如图1-6所示。

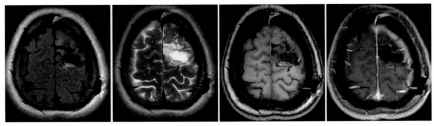

图1-6 术后1个月复查头部MRI表现

术后辅助放疗方案：采用图像引导（IGRT）下的容积旋转调强放疗（VMAT）技术，定位CT与MRI图像融合勾画靶区，放射剂量为计划靶区（PTV）5 400 cGy/28次。放疗期间未见头痛、呕吐等明显放疗相关不良反应。

随访及病情转归

患者术后病情稳定，功能保留完整，术后癫痫症状控制良好，未再发作，生活及工作等均未受到明显影响。术后3个月复查头部MRI示左侧额叶术后改变，如图1-7所示。

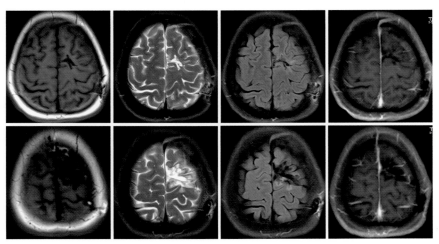

图1-7 术后3个月复查头部MRI表现

术后7个月复查头部MRI示左侧额叶术后改变无特殊情况，如图1-8所示。患者目前病情稳定无特殊情况，处于密切随访中。

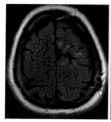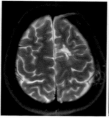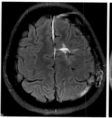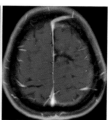

图1-8 术后7个月复查头部MRI表现

三、讨论

该患者是因突发短暂性意识丧失入院，以癫痫发作为首发症状，影像学检查明确提示左侧额叶中央区占位性病变，主要表现为T_2和FLAIR呈高信号，在T_1增强像上肿瘤无强化，术前诊断考虑低级别胶质瘤可能性大。该病变位于左侧优势半球的辅助运动区，传统手术切除方式仅凭外科医生经验无法准确识别重要功能区，术后可能发生运动功能受损。术中难以平衡肿瘤切除程度和功能保护二者的关系，最终可能导致不可恢复的神经功能障碍抑或肿瘤切除程度不满意，这都将对需要回归社会的年轻患者造成不可估量的沉重负担。该病例患者术前并未见明显肌力减退等阳性体征，对之后语言和生活质量有一定的要求，遂经讨论后建议在唤醒麻醉下手术切除肿瘤。术前积极准备相关检查及进行功能训练，术中在唤醒麻醉下行皮质电刺激以及皮质下电刺激对脑功能进行保护，这为实现最大限度安全切除肿瘤提供了非常重要的技术保障，术中得以完整切除肿瘤，术后复查头部MRI显示肿瘤切除满意，语言及运动功能保护完好。

脑功能区胶质瘤，实际是指脑关键功能区或重要功能区胶质瘤，主要包括感觉运动区、语言区、视空间认知功能区和计算功能区、皮质及皮质下传导通路等区域的胶质瘤，通常与患者的基本生活功能密切相关。对于该区域的胶质瘤，目前国内外指南和专家共识推荐采用术中唤醒配合术中脑功能定位，能够在扩大肿瘤切除范围及提高切除程度的同时，最大限度地避免患者术后出现永久性功能障碍。唤醒手术需要多学科团队的倾力合作，包括高水平麻醉团队、外科医生、电生理监测医生等协作。

唤醒手术最主要的技术是：唤醒麻醉技术以及术中脑功能定位技术。唤醒手术的两种麻醉方式：睡眠–清醒–睡眠（asleep-awake-asleep，AAA）麻醉模式和监测麻醉管理技术（monitored anesthesia care，MAC）。AAA麻醉模式，是目前最为常用的唤醒手术麻醉方式。术中脑功能定位技术，包括直接电刺激定位功能区皮质（强烈推荐）、体感诱发电位定位中央沟（推荐）、持续经颅或经皮质运动诱发电位监测运动通路的完整性、直接电刺激定位皮质和皮质下功能结构等。定位后的手术切除策略，首先应选择合适的手术入路，在保留重要功能结构的前提下，能够尽可能全部切除病变。在切除肿瘤时，通常先切除非功能区肿瘤，然后逐步推进至重要功能区附近，在切除过程中连续监测患者的功能状态，若怀疑存在皮质下重要通路，可及时进行皮质下电刺激，以确定重要皮质下功能结构并予以保护。

关于低级别胶质瘤术后辅助治疗尚存争议，目前通常根据患者预后风险高低来分层制订治疗策略。根据美国国立综合癌症网络（National Comprehensive Cancer Network，NCCN）指南以及《脑胶质瘤诊疗指南（2022版）》，年龄≥40岁、肿瘤未全切除、肿瘤体积大、术前神经功能缺损、*IDH*野生型等是预后不良因素。对于肿瘤未全切除或年龄≥40岁的患者，推荐术后积极行放疗联合化学治疗（简称化疗）；年龄<40岁且肿瘤全切除的低风险患者，可选择密切观察。但美国肿瘤放射治疗协会（The Radiation Therapy Oncology Group，RTOG）9802研究对低风险的低级别胶质瘤全切除术后行观察随访的结果显示，5年无进展生存率为48%，5年总生存率为93%，提示需谨慎选择患者术后处理方式。该例患者为33岁全切除术后低级别胶质瘤患者，具有良好分子分型（*IDH*突变和1p/19q共缺失），属低风险患者，但病变位于功能区，手术对瘤周亚临床病变的切除相对于非功能区肿瘤的切除欠充分，因此该例患者术后补充放疗，放射剂量为PTV 5 400 cGy/28次。

病例2　右侧额顶叶中央区胶质母细胞瘤

一、病情简介

病史： 男性，21岁，因"左侧手指麻木2月余，左侧面瘫2周"入院。2月前患者无明显诱因出现左侧示指肌力减弱，伴有感觉麻木，偶有数次出现左侧示指及中指抽搐，每次持续20~30秒自行缓解，无头痛、头晕及意识障碍等。2周前患者出现左侧面部肌肉麻木，伴面部肌群无力，说话较前略含混不清，无恶心、呕吐、视物模糊及意识障碍等。后于当地医院就诊，行头部MRI检查提示"右侧额顶叶占位性病变"，现为求进一步诊治收入神经外科。

专科查体： 入院时神志清楚，双侧瞳孔等大等圆，直径约3 mm，对光反射灵敏，皱眉正常，口角向右偏斜，左侧鼻唇沟变浅，四肢肌力、肌张力正常，生理反射正常，病理反射未引出。

影像学检查： 术前行MRI检查示右侧额顶叶占位，如图1-9所示。

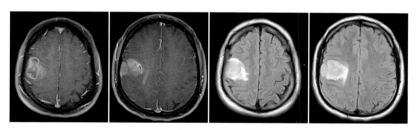

图1-9　术前MRI表现

二、临床诊治过程

术前诊断

右侧额顶叶中央区占位：胶质瘤？

手术治疗过程

入院后完善术前相关检查，在全身麻醉（以下简称全麻）下行"右侧额顶叶占位切除术"，术中使用黄荧光辅助判别肿瘤边界，肿瘤自然光及荧光下显像如图1-10所示，术后病情稳定，肢体和面部症状较术前明显改善。术后复查头部MRI表现如图1-11所示。

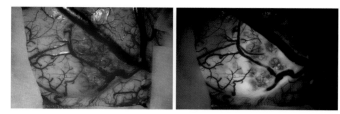

图1-10　术中使用黄荧光辅助判别肿瘤边界

注：在荧光模式下明显可见肿瘤与正常脑组织的分界。

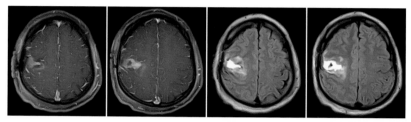

图1-11　术后复查头部MRI表现

注：右侧额顶叶术后改变，颅内积气，右侧额叶术区积血，周围少许水肿，局部少许强化多系反应性强化。

病理检测

HE染色、免疫组化及分子检测结果如图1-12和表1-2所示。

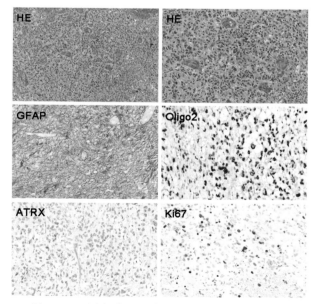

图1-12　手术标本HE染色和部分免疫组化检测结果

表1-2 手术标本病理检测类型及结果

病理检测类型	检测结果
HE染色	见图1-12
免疫组化检测	GFAP（+），Oligo2（+），IDH1（-），ATRX（+），P53（+），H3K27M（-）、Ki67（+，40%）
分子检测	检出*MGMT*基因启动子区域甲基化 检出*TERT*基因启动子228位点突变（C→T），未检出250位点突变 未检出*IDH1*基因第132密码子突变 未检出*IDH2*基因第172密码子突变 未检出*H3F3A*基因第27密码子突变 未检出*HIST1H3B*基因第27密码子突变

病理诊断

综合肿瘤组织形态、免疫组化和分子检测结果，整合诊断为胶质母细胞瘤（glioblastoma，GBM），*IDH*野生型，WHO 4级。

术后辅助治疗

术后辅助诊疗方案：同步放化疗后序贯辅助化疗。

同步放化疗方案：采用IGRT+VMAT技术，放射剂量为PTV 6 000 cGy/30次；放疗期间给予替莫唑胺（temozolomide，TMZ）同步化疗，剂量为140 mg/d［75 mg/（m² · d）］。放化疗期间未见头痛、呕吐及肝功能损害等不良反应。

同步放化疗后，给予6周期TMZ序贯化疗。第1周期TMZ剂量为280 mg/d［150 mg/（m² · d）］，连用1~5天，每28天为1个周期；后继续序贯第2~6周期TMZ治疗，剂量为360 mg/d［200 mg/（m² · d）］，连用1~5天，每28天为1个周期。期间患者未出现明显化疗相关不良反应。

随访及病情转归

患者术后规律至我院门诊随访并定期复查头部MRI，术后16个月复查头部MRI示右侧额顶叶术区可见轻度强化，如图1-13所示，目前患者未见明显症状，暂时继续观察，密切随访。

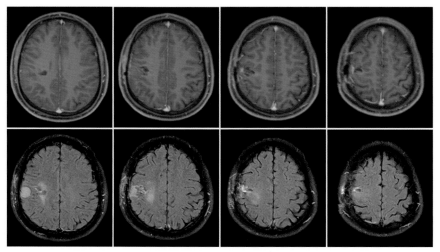

图1-13　术后16个月复查头部MRI表现

三、讨论

　　荧光引导下的胶质瘤切除是通过在术中应用荧光剂来使得肿瘤边缘可视化，从而使得手术医生能够更加清晰地判别肿瘤边界，进而提高肿瘤的切除率，常用的荧光剂包括5-氨基乙酰丙酸（5-ALA）和荧光素钠等。不同的研究均发现，采用荧光引导的胶质瘤手术可将高级别胶质瘤（high-grade glioma，HGG）的全切率提高至80%。此外，5-ALA在应用中不但被用作胶质瘤的显影剂，也是胶质瘤光动力学治疗的重要手段。但荧光剂的应用也受到一些制约，如对低级别胶质瘤使用荧光剂寻找肿瘤边界，便很难达到令人满意的效果，同时极少数患者会对荧光剂产生过敏反应，因此在应用荧光显影技术时需选择适合的患者。本例患者的病变经影像学检查高度怀疑为高级别胶质瘤（尤其是胶质母细胞瘤），同时其又恰好位于右侧中央区，同时患者年轻，对肢体功能的要求较高，因此，在本例中使用荧光素钠在显微镜下辅助判别肿瘤边界，在保护肢体功能的前提下尽可能全切肿瘤。

病例3　复发幕上室管膜瘤，*ZFTA*融合阳性型

一、病情简介

病史： 女性，31岁，因"间断头痛1月余，加重伴发作性意识丧失"入院。患者1月前无明显诱因出现头痛，呈间断性，无恶心、呕吐、四肢抽搐等症状，就诊于当地医院，行头部增强CT检查提示"右侧顶枕叶区占位性病变"。入院前突发意识障碍，在当地医院予以脱水等治疗后意识恢复，为进一步治疗转至我院。

专科查体： 生命体征正常，神志清楚，双侧瞳孔等大等圆，直径约3 mm，对光反射灵敏，四肢肌力、肌张力正常，生理反射对称引出，病理反射未引出，脑膜刺激征阴性。

影像学检查： 第一次术前头部MRI检查示右侧顶枕叶4 cm×5 cm囊实性病灶，如图1-14所示。

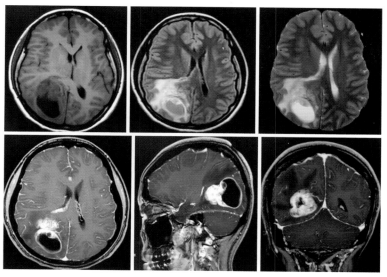

图1-14　第一次术前头部MRI表现

注：右侧顶枕叶形态不规则囊实性团状长T_1、长T_2信号影，FLAIR呈高信号，信号不均匀，增强扫描实性部分明显强化，囊壁环形强化，病灶周围见大片T_2WI、FLAIR高信号影，占位效应明显，右侧脑室受压变窄，中线结构向左侧移位。

二、临床诊治过程

（一）第一次手术

第一次术前诊断

1. 右侧顶枕叶占位：胶质瘤？

2. 继发性癫痫。

第一次手术治疗过程

入院后完善术前相关检查，在全麻下行"右侧顶枕叶占位切除术"。术中发现肿瘤呈囊实性，实性部分色红、质韧、呈鱼肉状，血供丰富，但边界较清。冰冻病理提示胶质瘤。手术顺利，术后予以抗癫痫等治疗，无明显特殊并发症。第一次术后复查头部MRI示肿瘤全切除，见图1-15。

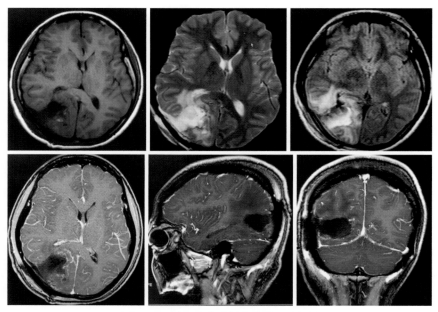

图1-15　第一次术后复查头部MRI表现

注：右侧顶枕叶手术残腔影，增强扫描边缘轻度强化，周围大片T_2WI、FLAIR高信号影，未见强化。

第一次病理检测

HE染色和免疫组化检测结果如图1-16和表1-3所示。

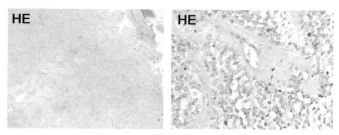

图1-16 第一次手术标本HE染色结果

表1-3 第一次手术标本病理检测类型及结果

病理检测类型	检测结果
HE染色	见图1-16
免疫组化检测	GFAP（+）、0ligo2（−）、Syn（−）、EMA（点状+）、NeuN（−）、ATRX（+）、P53（+）、S100（少数+）、Ki67（+，约35%）

第一次病理诊断

综合肿瘤组织形态和免疫组化检测结果，整合诊断为间变性室管膜瘤，WHO 3级。

第一次术后辅助治疗

第一次术后辅助诊疗方案：辅助放疗。

第一次术后1个月复查头部MRI表现如图1-17所示。

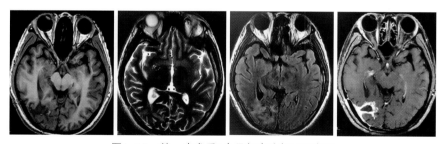

图1-17 第一次术后1个月复查头部MRI表现

注：右侧顶枕叶手术残腔影，增强扫描边缘明显强化，壁较厚，邻近脑膜增厚、强化。

第一次术后随访

放疗结束后定期门诊复查头部增强MRI检查未见特殊。自2018-08-30起可见右侧顶枕叶手术残腔旁结节状强化灶进行性增大，考虑肿瘤复发，见图1-18。

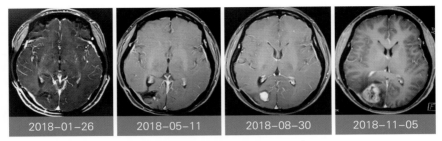

2018-01-26　　2018-05-11　　2018-08-30　　2018-11-05

图1-18　放疗后复查头部增强MRI表现

（二）第二次手术

继续随访至2018年11月，复查头部MRI发现肿瘤复发，病变较前明显增大（图1-19），经过华西胶质瘤中心MDT团队讨论后建议再次手术，并根据WHO CNS4[①]修订版中对幕上室管膜瘤的分子分型，建议术后对标本行*RELA*融合基因检测。2018-11-15行右侧顶枕叶复发肿瘤切除术。第二次术后复查头部MRI表现如图1-20，显示肿瘤全切除。

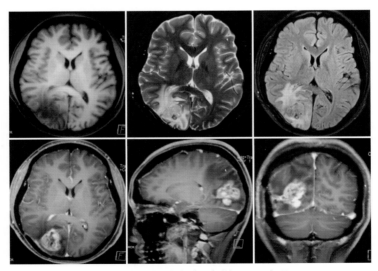

图1-19　第二次术前头部增强MRI表现

注：右侧顶枕叶手术残腔旁见片团状T$_2$WI、FLAIR高信号影，内见不规则强化结节。

---

① WHO CNS4为2007年第四版WHO CNS肿瘤分类，于2016年进行了修订，此版本称WHO CNS4修订版。

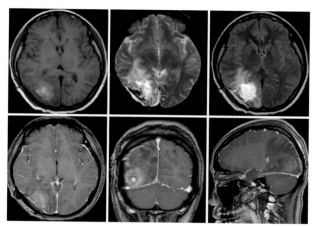

图1-20 第二次术后第3天复查头部MRI表现

注：右侧顶枕叶手术残腔影，增强扫描边缘轻度强化，周围见T$_2$WI、FLAIR高信号影，未见强化。

第二次病理检测

HE染色和部分免疫组化检测结果如图1-21。

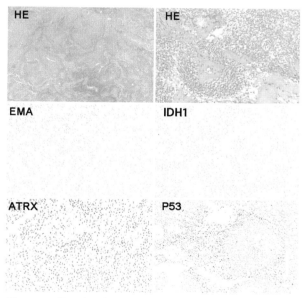

图1-21 第二次手术标本HE染色和部分免疫组化检测结果

第二次病理诊断

间变性室管膜瘤，免疫组化检测：GFAP（+）、EMA（+，点状）、0ligo2（－）、P53（少数细胞+）、Syn（弱+）、Ki67阳性率约为20%。进一步行*RELA*基因荧光原位杂交（fluorescence *in situ* hybridization，FISH）检测，发现＞40%肿瘤细胞检出红绿分离信号，提示*RELA*基因易位。

综上诊断

幕上室管膜瘤，*RELA*融合阳性型，WHO 3级。按WHO CNS5更名为幕上室管膜瘤，*ZFTA*融合阳性型，WHO 3级。

第二次术后辅助治疗

2018年12月华西胶质瘤中心MDT团队讨论后建议对此类室管膜瘤使用同步放化疗方案。

2019-01-24至2019-03-08在华西医院行同步放化疗。

第二次术后随访及病情转归

治疗结束后，患者规律复查头部增强MRI。第二次术后半年、第二次术后1年及第二次术后2年的MRI表现分别见图1-22、图1-23、图1-24，均未见确切肿瘤复发。

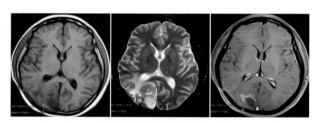

图1-22　第二次术后半年复查头部增强MRI表现

注：右侧顶枕叶手术残腔影，增强扫描边缘明显强化，壁较厚，周围片状T₂WI高信号影，周围局部轻度强化影。

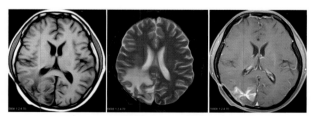

图1-23　第二次术后1年复查头部增强MRI表现

注：右侧顶枕叶术区见T₂WI高信号影，增强后见不规则片状强化影，邻近脑膜增厚、强化。

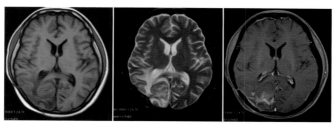

图1-24　第二次术后2年复查头部增强MRI表现

注：右侧顶枕叶术区见T₂WI高信号影，增强后见不规则片状强化影，邻近脑膜增厚、强化。

自2021-02-25起，原手术残腔周围出现确切强化并伴水肿，并于2021-05-29至2021-10-08呈进行性增大，见图1-25和图1-26。

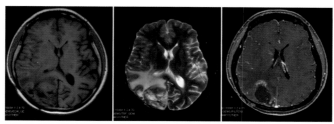

图1-25　第二次术后27个月复查头部MRI表现

注：右侧顶枕叶术区见T₂WI高信号影，增强后残腔前缘见强化结节。

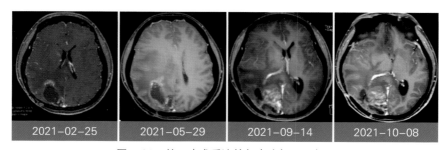

图1-26　第二次术后连续复查头部MRI表现

注：右侧顶枕叶术区见进行性增大的强化结节。

（三）第三次手术

根据2021-10-08头部多模态MRI（图1-27）表现，考虑放射性坏死可能，但不能排除肿瘤复发。经华西胶质瘤中心MDT团队讨论，建议行手术治疗。遂于2021-10-13在全麻下行"右侧顶枕叶占位性病变切除术"。术中病灶部分（3处）送检，冰冻病理均提示以坏死组织为主。术后复查头部MRI显示病变全切除，见图1-28。

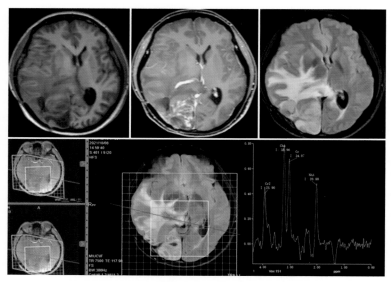

图1-27　2021-10-08患者复查头部多模态MRI表现

注：右侧顶枕叶长T_1、长T_2信号影，不均匀明显强化，磁共振波谱（MRS）示病灶内N-乙酰天门冬氨酸（NAA）/胆碱（Cho）比值倒置，中线结构左移。

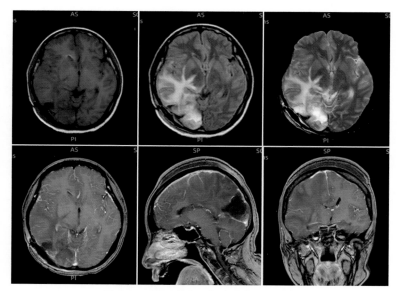

图1-28　第三次术后复查头部MRI表现

注：右侧顶枕叶手术残腔影，增强扫描边缘轻度强化，周围片状T_2WI高信号影，增强扫描未见异常强化，邻近脑膜增厚。

第三次病理检测

病理检测发现脑组织内出血、含铁血黄素沉积、少量淋巴细胞浸润、胶质细胞增生。免疫组化检测：GFAP（＋）、Oligo2（＋）、EMA（－）、LCA（淋巴细胞+）、Ki67阳性率＜1%，未见确切肿瘤细胞。HE染色见图1-29。

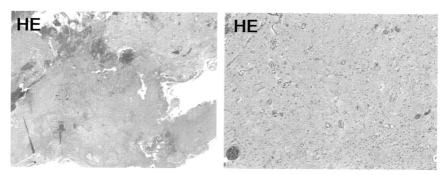

图1-29 第三次手术标本HE染色

第三次术后随访及病情转归

患者随访至今（2023年5月），生活状态良好，肿瘤未复发。患者诊治及随访过程时间轴如图1-30所示。

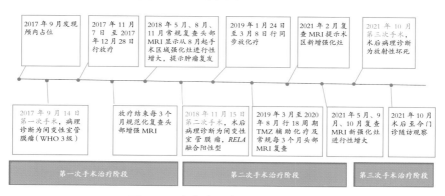

图1-30 患者诊治过程及随访时间轴

三、讨论

这是一个成人复发幕上*ZFTA*融合阳性型室管膜瘤、WHO 3级病例，在5年时间里经历了三次手术和两次放疗。在此期间，疾病的诊断名称随着WHO CNS肿瘤分类的更新发生了三次变化。这个完整的病例体现了胶质瘤治疗的复杂性，也能体现胶质瘤诊治进展的日新月异，需要所有参与胶质瘤诊治的医生，包括神经外科、肿瘤科、病理科和影像科医生随时随地保持积极的学习态度。

2007年WHO CNS4将室管膜瘤分为细胞型、乳头状型、透明细胞型和伸长细胞型，均为WHO 2级，以及间变性室管膜瘤，WHO 3级。2016年WHO CNS4修订版新增了一亚型：室管膜瘤，*RELA*融合阳性型。当时认为观察到的*C11orf95-RELA*融合是以*RELA*基因为主，后发现是以*C11orf95*基因为主导基因。*C11orf95*基因除了和经典的*RELA*基因融合之外，还可和*NCOA1/2*、*MAML2/3*、*MN1*等基因融合，故2020年cIMPACT–NOW update7更名为"幕上室管膜瘤，*C11orf95*融合阳性型"。之后*C11orf95*基因更名为*ZFTA*基因，于是WHO CNS5将该病变再次更名为"幕上室管膜瘤，*ZFTA*融合阳性型"，该肿瘤也可称*ZFTA*融合阳性型室管膜瘤。

*ZFTA*融合阳性型室管膜瘤占幕上室管膜瘤的65.1%~70.0%。头部MRI表现为幕上巨大实性或囊实性混杂密度团块影，部分病例可见出血、坏死及钙化灶，大部分病例可见肿物周边水肿带，与原发于CNS的其他肿瘤鉴别较为困难。大部分的室管膜瘤是生长在脑室外的脑实质内，如果在年轻或少年患者头部MRI图像上观察到位于脑室内或者邻近脑室的皮质下强化明显的囊实性病灶，就需要考虑幕上室管膜瘤的可能。如果患者在20~40岁，需要考虑*ZFTA*融合阳性型室管膜瘤的可能，*ZFTA*融合阳性提示预后不良。

现有研究发现*ZFTA*融合阳性型室管膜瘤预后较差，总生存期（overall survival，OS）和无进展生存期（progression–free survival，PFS）明显短于其他类型室管膜瘤，部分病例可出现脊髓播散。普通的室管膜瘤预后较好。一个多中心的282例成人患者室管膜瘤研究显示，在无分子分型分层的情况下，幕上室管膜瘤患者5年总生存率为62%，而幕下室管膜瘤患者5年总生存率为85%，脊髓室管膜瘤患者5年总生存率则高达97%。但*ZFTA*融合阳性型室管膜瘤或者*RELA*融合阳性型室管膜瘤患者5年总生存率低于75%。

室管膜瘤最有效的治疗方法是手术切除。研究显示，肿瘤是否完全切除直接影响患者的无进展生存期和总生存期。手术对于治疗脑室内室管膜瘤还有重建脑脊液通路以及缓解脑积水有意义。在之前无室管膜瘤分子分型的情况下，幕上下室管膜瘤术后建议行放疗，对于脊髓的室管膜瘤，放疗用于肿瘤非全切除的情况。化疗在室管膜瘤中的使用是存在争议的。有临床试验在复发的WHO 2级室管膜瘤或初发的WHO 3级室管膜瘤患者中使用TMZ和拉帕替尼，但结果也不令人满意，中位无进展生存期为8个月。由于TMZ的安全性较高，故TMZ总是一直在被使用。目前几乎没有按照室管膜瘤分子亚型进行的临床试验，故ZFTA融合阳性型室管膜瘤的术后辅助治疗缺少临床试验数据。ZFTA融合阳性型室管膜瘤的组织学分级多为高级别，因此，建议在尽可能全切除肿瘤的基础上行术后辅助治疗。但由于缺乏室管膜瘤相关的临床试验数据，目前绝大多数的TMZ使用方法还是按照高级别胶质瘤化疗的28天为1个周期的5天方案进行。

本病例治疗过程复杂，重要诊治决策都是在华西胶质瘤中心MDT团队的多次讨论及指导下完成的，成功经验主要包括两个方面：一个方面是初次复发后再次手术，建议开展RELA融合基因检测，检测结果为以后的治疗提供了依据。另一个方面是在放射性坏死和肿瘤复发两者的鉴别上，考虑到两次放疗，再结合两次放疗靶区的对照和放疗剂量的查对结果，华西胶质瘤中心MDT团队认为放射性坏死的可能性大，并且这一推断在其后的手术中也得到了证实。正是华西胶质瘤中心MDT团队的通力合作，切切实实为患者解决了问题，带来了益处，达到提高胶质瘤患者的生活质量和延长生存时间的目的，并且真正地促进了胶质瘤治疗学的发展。

病例4　右侧额叶胶质母细胞瘤

一、病情简介

病史：男性，51岁，因"阵发性全身抽搐1周余"入院。1周前无明显诱因出现全身抽搐，持续约2分钟，伴意识丧失，在20分钟后自行苏醒，醒后不能回忆抽搐经历。无口吐白沫，无大小便失禁，无肢体活动受限。在当地行头部MRI检查提示"右侧额叶占位"，为进一步治疗收入我院。

专科查体：入院时神志清楚，双侧瞳孔等大等圆，直径约3 mm，对光反射灵敏。左下肢肌力4级，余未见明显阳性体征。

影像学检查：术前头部MRI检查示右侧额叶占位，如图1-31所示。

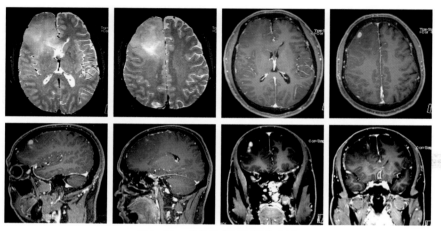

图1-31 术前头部MRI影像表现

注：右侧额叶见不规则片团状稍长T_2信号影，邻近侧脑室前角、胼胝体膝部及尾状核受侵犯，增强扫描病灶内见结节状或小斑片状明显强化影。

二、临床诊治过程

术前诊断

右侧额叶占位：胶质瘤？

手术治疗过程

入院后完善术前相关检查，在全麻下行"右侧额叶占位切除术"。手术顺利，患者术后病情稳定，术后复查头部MRI表现如图1-32所示。

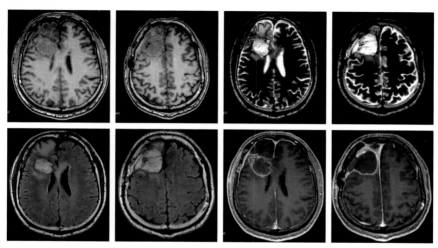

图1-32 术后复查头部MRI表现

注：右侧额部骨瓣影，邻近脑膜增厚、强化。右侧额叶术区信号混杂，FLAIR病灶呈中心高信号、边缘线状低信号影，周围见片状T_2WI、FLAIR高信号影，增强扫描术区周围明显环状强化。

病理检测

HE染色、免疫组化及分子检测结果如图1-33和表1-4所示。

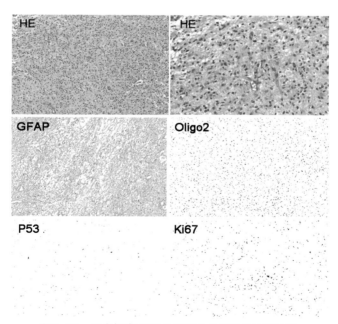

图1-33 手术标本HE染色和部分免疫组化检测结果

表1-4　手术标本病理检测类型及结果

病理检测类型	检测结果
HE染色	见图1-33
免疫组化检测	GFAP（＋）、Oligo2（＋）、P53（灶+）、IDH（－）、ATRX（＋）、H3K27M（－）、Ki67（+，20%）
分子检测	检出TERT基因启动子228位点突变（C→T），未检出250位点突变 未检出IDH1基因第132密码子突变 未检出IDH2基因第172密码子突变 未检出MGMT基因启动子区域甲基化 未检出EGFR基因扩增 未检出有意义的7号染色体多体 未检出有意义的10号染色体丢失 未检出有意义的CDKN2A基因缺失 未检出1p信号缺失，未检出19q信号缺失

病理诊断

右侧额叶胶质母细胞瘤，*IDH*野生型，WHO 4级。

术后辅助治疗

术后辅助诊疗方案：同步放化疗后序贯辅助化疗，并联合肿瘤电场治疗（tumor treatment fields，TTF）。

同步放化疗方案：采用IGRT+VMAT技术，定位CT与MRI融合图像勾画靶区，放射剂量为PTV 6 000 cGy/30次；放疗期间给予TMZ同步化疗，剂量为150 mg/d［75 mg/（m²·d）］，每日1次。放化疗期间未见头痛、呕吐等明显放疗相关不良反应，未发生肝功能损害等化疗相关不良反应。

同步放化疗后，给予6周期TMZ序贯化疗。第1周期剂量为300 mg/d［150 mg/（m²·d）］，第1~5天应用，每28天为1个周期；患者未出现明显化疗相关不良反应后，继续序贯第2~6周期TMZ治疗，剂量为400 mg/d［200 mg/（m²·d）］，第1~5天应用，每28天为1个周期。

放疗期间及放疗后给予TTF，TTF仪佩戴期间头皮状态稳定，偶有散在红疹，在更换贴片间隙休息后缓解，指导患者加强护理后好转。进行TTF前的头部电极片定位如图1-34所示。

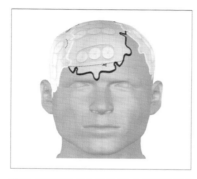
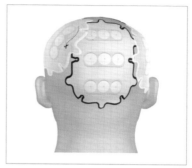
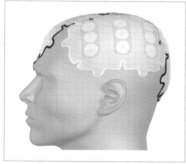
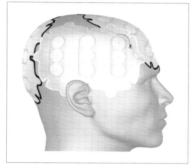

图1-34　进行TTF前的头部电极片定位示意图

随访及病情转归

患者术后病情稳定，依从性较好，TTF平均使用率较高，无明显头皮不良反应。术后6个月复查头部MRI表现如图1-35所示。

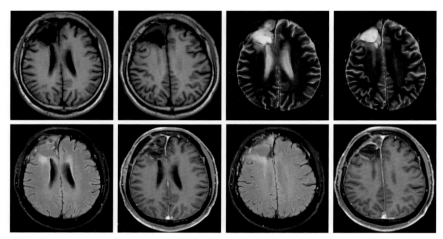

图1-35 术后6个月复查头部MRI表现

注：右侧额部骨瓣影，邻近脑膜增厚、强化。右侧额叶术区混杂信号影，FLAIR病灶呈中心低信号、周边高信号，增强扫描病灶内见小斑絮状强化及边缘轻度线状强化影，邻近右侧脑室前角受牵拉、稍增宽。

三、讨论

该病例术前MRI提示病灶主要位于右侧额叶并累及胼胝体，部分累及左侧额叶，影像学特征支持胶质瘤的诊断，倾向高级别胶质瘤。组织病理显示病变局灶有坏死，细胞密度稍高，GFAP阳性，提示为胶质细胞来源，肿瘤组织学形态表现为3级。进一步分子病理检测提示为*IDH*野生型，*TERT*突变，*MGMT*启动子未甲基化，*EGFR*未扩增。依据WHO CNS5，该患者综合诊断为胶质母细胞瘤，*IDH*野生型，WHO 4级。该病例的分子特征为典型的*IDH*野生型、*TERT*突变、*MGMT*启动子未甲基化，在胶质母细胞瘤中预后是相对不好的。

胶质瘤病理诊断中组织学分级与分子分级不一致的现象在临床实践中经常遇到。胶质瘤分子表型的介入对疾病的诊疗产生巨大的影响，既往认为胶质母细胞瘤是一种疾病，新进的研究证实是一组疾病，包括不同的类型及其亚型。尽管不同肿瘤在组织形态学没有明显区别，然而在分子方面表现出不同的特征。对于*IDH*野生型星形细胞瘤，即使形态学未表现为胶质母细胞瘤的特征，也应该进一步进行*TERT*、*EGFR*、7/10号染色体等相关分子检测，本例检测出*TERT*突变，故不应将其视为低级别或较低级别的胶质瘤，而更有可能属于胶质母细胞瘤的某一亚型，其生物学行为可能类似胶质母细胞瘤。

根据国内外最新版胶质瘤诊疗指南，对符合条件的患者建议在标准的STUPP方案（即标准同步放化疗和序贯化疗）基础上，联合使用TTF。对该病例放疗靶区的勾画主要采取欧洲的勾画方式。因病变位于右侧额叶并累及胼胝体，胼胝体病变易播散至对侧，故在进行临床靶区（clinical tumor volume，CTV）勾画时超过2 cm将对侧囊括在内，预防播散，右侧基底节强化病灶也包含在内，给予标准剂量6 000 cGy进行放疗。在放疗定位时与患者沟通TTF，安排放化疗同步TTF，在治疗的过程中，总体病情稳定，未见明显不良反应。关于TTF的时机，本例同步治疗没有表现出明显的不良反应，目前已有临床试验在探索放疗同步TTF的安全性和有效性。

病例5　左侧胼胝体及第三脑室前份星形细胞瘤

一、病情简介

病史： 男性，43岁，因"发作性头晕3月余，症状持续无缓解"，在当地医院行头部MRI检查示"左侧胼胝体及第三脑室前份占位性病变"，考虑"肿瘤性病变"，为求进一步诊治收入我院。

专科查体： 入院时生命体征平稳，对答切题，双侧瞳孔等大等圆，直径约3 mm，对光反射灵敏，双侧额纹对称，伸舌居中，未见鼻唇沟变浅及口角偏斜，四肢肌张力正常，四肢肌力5级，双侧巴宾斯基征阴性。

影像学检查： 术前头部MRI检查示左侧胼胝体及第三脑室前份占位性病变，考虑胶质瘤可能，见图1–36。

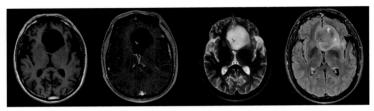

图1-36　术前头部MRI表现

注：胼胝体及第三脑室前份见长T_1、长T_2肿块影，FLAIR呈高信号，增强扫描肿块轻度强化，双侧脑室受压，左侧为重。中线结构局部向右偏移。

二、临床诊治过程

术前诊断

左侧胼胝体及第三脑室前份占位：胶质瘤？

手术治疗过程

入院后完善术前相关检查，在全麻下行"左侧胼胝体及第三脑室前份占位性病变切除术"。术后病情稳定。在术后第7天开始出现尿崩，每天尿量5 000~7 000 ml，持续了2周。期间，予以氢化可的松200 mg/d及甲泼尼龙80 mg/d，并适时予以垂体后叶素控制尿量，并监测电解质。术后3周左右完全控制，并顺利出院。术后复查头部MRI表现如图1-37所示。

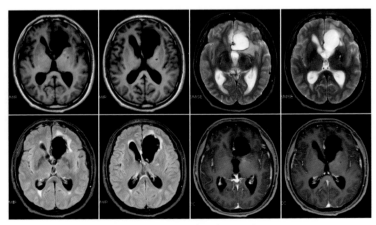

图1-37　术后复查头部MRI表现

注：左侧额骨骨瓣影下见无强化的囊腔，邻近脑组织见T_2WI高信号水肿，未见强化。

病理检测

HE染色、免疫组化及分子检测结果如图1-38和表1-5所示。

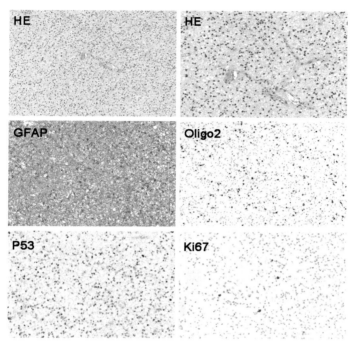

图1-38 手术标本HE染色和部分免疫组化检测结果

表1-5 手术标本病理检测类型及结果

病理检测类型	检测结果
HE染色	见图1-38
免疫组化检测	GFAP（＋）、Oligo2（＋）、ATRX（－）、P53（＋，10%）、IDH1（＋）、H3K27M（－）、Ki67（＋，5%）
分子检测	检出IDH1基因第132密码子突变（R132H） 未检出IDH2基因第172密码子突变 未检出MGMT基因启动子区域甲基化 未检出TERT基因启动子250位点和228位点突变 未检出BRAF^{V600E}突变 未检出有意义的CDKN2A基因缺失

病理诊断

综合肿瘤组织形态、免疫组化和分子检测结果，整合诊断为星形细胞瘤，*IDH*突变型，WHO 2级。

术后辅助治疗

术后辅助诊疗方案：术后同步放化疗。

同步放化疗方案：采用VMAT技术，定位CT与MRI图像融合勾画靶区，放射剂量为PTV 5 400 cGy/27次；在患者放疗期间给予TMZ同步化疗，剂量为120 mg/d［75 mg/（m²·d）］，每日1次。放化疗期间未见头痛、呕吐及肝功能损害等不良反应。

随访及病情转归

患者术后病情稳定，术后复查头部MRI表现如图1-39所示。

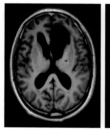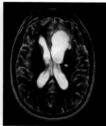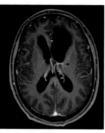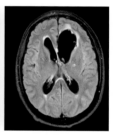

图1-39　术后复查头部MRI表现

注：左侧额骨骨瓣影，其下见无强化的囊腔，未见强化。

三、讨论

此病例胶质瘤的位置较为特殊，从左侧胼胝体生发，浅部向扣带回及额叶生长，深部向第三脑室前份生长，毗邻下丘脑，导致术后易出现下丘脑反应。

第三脑室前份肿瘤术后常见的下丘脑反应包括高热、尿崩和电解质紊乱。常见的与下丘脑相关的水和电解质代谢紊乱有三种情况：第一种，中枢性尿崩，由抗利尿激素（antidiuretic hormone，ADH）分泌不足所致，出现尿量激增，血容量下降，脑灌注降低，高钠性脱水，特点是多尿、烦渴、低比重尿和低渗尿；第二种，脑性耗盐综合征（cerebral salt-wasting syndrome，CSWS），由脑手术和蛛网膜下腔出血等引起，核心环节可能还在下丘脑，导致脑钠肽水平升高，肾排钠增多，血钠下降和血容量下降，表现为低钠性脱水；第三种，其实是少尿，抗利尿激素分泌失调综合征（syndrome of inappropriate ADH secretion，SIADHS），由于内源性ADH增多或使用某些药物，导致水的排泄障碍，血容量增加，发生稀释性低血钠。

治疗上，首先要鉴别以上三种情况。中枢性尿崩，一般发生在术后早期，可能是一过性的或者与输液量过多有关，这时可行观察治疗，必要时可以使用垂体后叶素或者去氨加压素。尿崩明显控制后，宜尽早减少输液量，甚至停止输液，以消除输液造成的水利尿。CSWS一般发生在手术数日之后，发现尿量增多（甚至使用去氨加压素疗效不好）及低血钠，可采用输入（口服）高渗盐水，以及通过抗血管痉挛和神经营养等措施，改善脑水肿、脑灌注和微循环状态。SIADHS的治疗主要是限制液体入量，24小时入水量控制在1 000 ml之内，根据尿钠值确定补钠量。另外，糖皮质激素的替代作用（虽然水盐调节作用很弱）在第三脑室前份手术中也能起到预防下丘脑反应的作用。建议在丘脑及下丘脑手术的围手术期使用氢化可的松进行激素储备，可有效缓解或减少第三脑室前份胶质瘤术后的下丘脑反应。

病例6　左侧额叶星形细胞瘤

一、病情简介

病史：女性，45岁，因"头痛1月余"入院。患者1月前无明显诱因出现阵发性头部胀痛，持续数分钟可缓解，无恶心、呕吐、意识障碍、言语不清，无肢体活动障碍，外院头部增强MRI提示"左侧额叶占位"，为进一步治疗收入神经外科。

专科查体：神志清楚，双侧瞳孔等大等圆，直径约3 mm，对光反射灵敏，理解力、定向力正常，言语流利，问答切题，肌力、肌张力未见明显异常，生理反射存在，病理反射未引出，脑膜刺激征阴性。

影像学检查：术前头部增强MRI检查示左侧额叶占位，如图1-40所示。

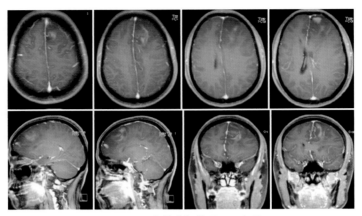

图1-40　术前头部增强MRI表现

注：左侧额叶团块影，左侧脑室受压，增强扫描病灶内见斑片状明显强化影，中线结构右移。

二、临床诊治过程

术前诊断

左侧额叶占位：胶质瘤？

手术治疗过程

入院后完善术前相关检查，在全麻下行"左侧额叶占位切除术"。术后复查头部MRI表现如图1-41所示。

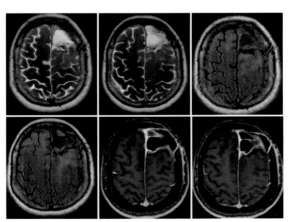

图1-41　术后复查头部MRI表现

注：左侧额叶术后改变，术区呈以长T_2WI信号为主的混杂信号影，增强扫描术区周围见环形强化。其后方见模糊片状FLAIR高信号影，未见强化。

病理检测

HE染色、免疫组化及分子检测结果如图1-42和表1-6所示。

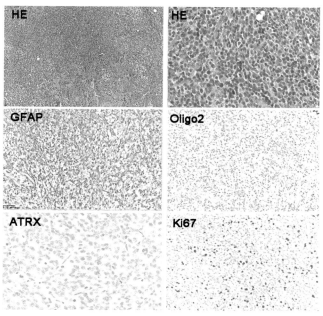

图1-42　手术标本HE染色和部分免疫组化检测结果

表1-6　手术标本病理检测类型及结果

病理检测类型	检测结果
HE染色	见图1-42
免疫组化检测	GFAP（＋）、IDH1（＋）、Oligo2（＋）、ATRX（－）、P53（＋，约90%）、EMA（－）、EGFR（＋）、VEGFR2（＋）、Ki67（＋，30%）
分子检测	检出 *IDH1* 基因第132密码子突变（*R132H*） 检出 *MGMT* 基因启动子区域甲基化 未检出 *BRAF* 基因15号外显子点突变 未检出 *IDH2* 基因第172密码子突变 未检出 *TERT* 基因启动子250位点和228位点突变

病理诊断

综合肿瘤组织形态、免疫组化和分子检测结果，整合诊断为星形细胞瘤，*IDH*突变型，WHO 3级。

术后辅助治疗

术后辅助诊疗方案：术后化疗联合贝伐珠单抗治疗，以及同步放化疗后序贯辅助化疗。

术后化疗及靶向治疗方案：TMZ剂量为120 mg/d，第1~5天化疗，第1天联合应用贝伐珠单抗400 mg。

同步放化疗方案：采用IGRT+VMAT技术，定位CT与MRI融合图像勾画靶区，放射剂量为PTV 6 000 cGy/30次；放疗期间给予TMZ同步化疗，剂量为120 mg/d［75 mg/（m² · d）］，每日1次。放化疗期间未见头痛、呕吐等明显放疗相关不良反应，未发生肝功能损害等化疗相关不良反应。

同步放化疗后，给予6周期TMZ序贯辅助化疗。第1周期TMZ剂量为240 mg/d［150 mg/（m² · d）］，第1~5天应用，每28天为1周期；患者未出现明显化疗相关不良反应后，继续序贯第2~6周期TMZ治疗，剂量为320 mg/d［200 mg/（m² · d）］，第1~5天应用，每28天为1周期。

随访及病情转归

术后5个月复查头部MRI表现如图1-43所示；术后1年复查头部MRI表现如图1-44所示，左侧术区复查较前无显著变化。

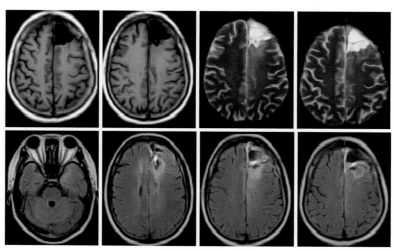

图1-43　术后5个月复查头部MRI表现

注：左侧额叶术后改变，术区结构仍紊乱，呈长T_1、长T_2信号影，FLAIR可见术区周围片状高信号影。

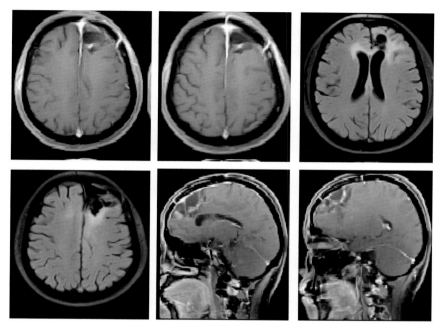

图1-44　术后1年复查头部MRI表现

注：左侧额叶术后改变，左侧额叶、双侧脑室前角旁可见FLAIR呈高信号影，增强扫描术区见片状强化，残腔周边环状强化。

患者术后18个月头痛症状加重，言语障碍，复查头部MRI显示颅内多发不规则结节，考虑肿瘤颅内多处转移（图1-45），给予姑息治疗。

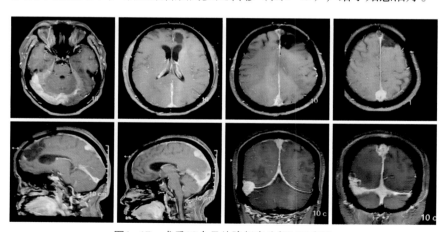

图1-45　术后18个月外院复查头部MRI表现

注：硬脑膜不均匀增厚，可见多发不规则结节影，增强扫描明显强化，压迫邻近脑实质。

三、讨论

该患者为中年女性，因左侧额叶占位入院行手术治疗，肿瘤全切除，病理诊断为星形细胞瘤，*IDH*突变型，WHO 3级。术后行规范性放化疗，期间病情持续稳定。该患者病理诊断是在WHO CNS5发布之前，当时未进行*CDKN2A/B*的分子检测，现在看来不能完全排除WHO 4级的可能。本例患者在术后18个月出现病情恶化，复查MRI提示肿瘤颅内多处播散，新发病灶大多在硬脑膜周围，而围绕硬脑膜和静脉窦周围播散的病例较少见。肿瘤一旦发生播散则预示着疾病可能进展到了晚期阶段，预后明显变差。

胶质瘤脑膜转移可能发生在胶质瘤的各个阶段，甚至罕有以脑膜转移起病的胶质瘤患者。原发性胶质瘤的恶性程度是发生中枢播散的相关因素之一，恶性程度较高的肿瘤易早期发生脑膜转移。胶质母细胞瘤细胞可通过纤维束、脑脊液系统播散。大脑包含大量的白质纤维，肿瘤可以通过其进行播散。大约只有5%的胶质母细胞瘤患者在标准治疗后发生远处多灶转移，然而原发性肿瘤靠近脑脊液系统或术中脑脊液系统打开可明显增加肿瘤颅内播散概率。

对于复发性高级别胶质瘤的治疗，可以选择手术、放疗、化疗、TTF、抗血管生成治疗、免疫治疗等单一或联合治疗。该患者远处复发后肿瘤进展迅速，KPS小于50分，不适合高强度的治疗。抗血管生成治疗能够减轻瘤周水肿，并具有抑制肿瘤的作用，同时给予支持治疗，待患者一般情况好转后再酌情给予放化疗等进一步治疗。

病例7 右侧额叶儿童型高级别胶质瘤

一、病情简介

病史： 男，8岁，因"间断性嘴角抽搐1月余"入院。患儿1月前出现嘴角抽搐，呈间断性发作，头部MRI检查发现"颅内占位性病变"。现因头痛加剧来我院急诊就诊，现收入我院神经外科行进一步诊治。

专科查体： 入院时神志清楚，精神尚可，头颅无畸形，双侧瞳孔正圆等大，对光反射尚可，面部运动感觉无异常，伸舌居中，颈软。活动尚可，脊柱、四肢无畸形。肌力、肌张力可，生理反射存在，病理反射未引出，感觉、共济运动尚可。

影像学检查： 头部MRI和CT检查示右侧额叶病变合并出血，如图1-46所示。

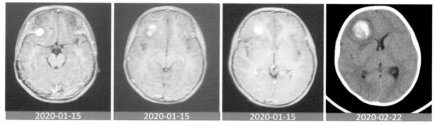

图1-46　术前头部MRI及CT表现

注：右侧额叶明显强化结节影，大小约4.9 cm×4.2 cm，头部CT平扫可见类圆形高密度影，周围环绕水肿带。

二、临床诊治过程

术前诊断

1. 右侧额叶占位：肿瘤伴出血？

2. 继发性癫痫。

手术治疗过程

入院后完善术前相关检查，在全麻下行"右侧额叶占位性病变切除术"。手术顺利，术后无明显特殊并发症。术后24小时复查头部MRI示肿瘤全切除，如图1-47所示。

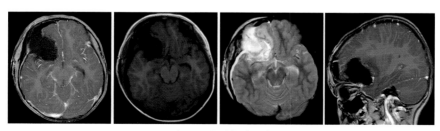

图1-47　术后24小时复查头部MRI表现

注：右侧额叶病灶全部切除，手术残腔影。

病理检测

HE染色、免疫组化及分子检测结果如图1-48和表1-7所示。

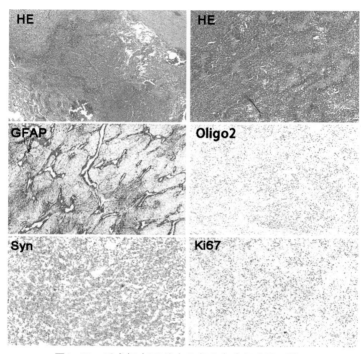

图1-48　手术标本HE染色和部分免疫组化检测结果

表1-7　手术标本病理检测类型及结果

病理检测类型	检测结果
HE染色	见图1-48
免疫组化检测	GFAP（部分+）、Oligo2（部分+）、P53（灶+）、ATRX（+）、Syn（+）、NSE（+）、INI1（+）、NeuN（-）、EMA（-）、IDH1（-）、C-myc（-）、H3K27M（-）、CD34（血管+）、Ki67（+，50%）
分子检测	未检出*H3F3A*基因第27、第34和第36密码子突变 未检出*HIST1H3B*基因第27、第34和第36密码子突变 未检出*IDH1*基因第132密码子突变 未检出*IDH2*基因第172密码子突变 未检出*MGMT*基因启动子区域甲基化 未检出*TERT*基因启动子250位点和228位点突变

病理诊断

综合肿瘤组织形态、免疫组化和分子检测结果，按WHO CNS4修订版整合诊断为胶质母细胞瘤伴原始神经元成分，WHO 4级。

患者后期行二代测序（NGS）检测，检出*EGFR*基因扩增，按WHO CNS5整合诊断为儿童型弥漫性高级别胶质瘤，*H3*和*IDH*野生型，RTK2亚组。

术后辅助治疗

术后初始辅助诊疗方案：同步放化疗后序贯辅助化疗。

术后1个月复查头部MRI表现如图1-49所示。

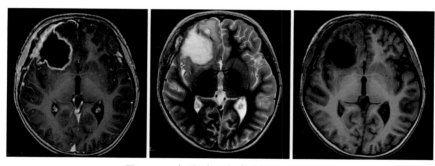

图1-49 术后1个月复查头部MRI表现

注：右侧额叶手术残腔积液，边缘明显强化，邻近脑膜增厚、强化。

同步放化疗方案：采用VMAT技术，定位CT与MRI融合图像勾画靶区，放射剂量为PTV 6 000 cGy/30次；放疗期间给予TMZ同步化疗，剂量为80 mg/d，每日1次。同步放化疗期间，出现白细胞Ⅱ度下降，给予升白细胞治疗后好转，未见头痛、呕吐等明显放疗相关不良反应，未发生肝功能损害等化疗相关不良反应。

同步放化疗后，给予6周期TMZ序贯辅助化疗，具体剂量为200 mg/d，第1~5天应用，每周期28天。治疗期间患者未出现明显化疗相关不良反应，期间患者治疗耐受性良好。

随访及病情转归

术后随访期间定期复查头部MRI，均未见肿瘤进展，术后10个月复查头部MRI表现如图1-50所示。

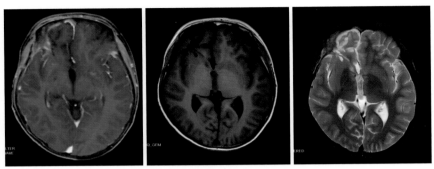

图1-50　术后10个月复查头部MRI表现

注：右侧额叶术区残腔缩小，见裂隙状T_2WI高信号，邻近硬脑膜增厚、强化，术区少许强化。

术后1年，因基因检测结果发现*EGFR*基因扩增突变（图1-51），于2021年2月加用酪氨酸激酶抑制剂（tyrosine kinase inhibitor，TKI）类靶向药吉非替尼，治疗1月后因药物相关皮肤不良反应更换使用奥希替尼至2021年11月20日。期间患者分别于2021-03-12、2021-06-18及2021-09-10行头部增强MRI检查，未见肿瘤进展（图1-52）。

基因	染色体	拷贝数变异起始位置	拷贝数变异终止位置	变异倍数	变异类型
EGFR	7	55086901	55273365	7.6	**基因扩增**
MDM4	1	204494585	204518923	2.7	**基因扩增**
MYC	8	128748740	128753320	18.1	**基因扩增**

图1-51　肿瘤基因变异检测结果

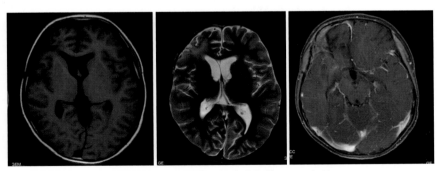

图1-52　术后19个月复查头部增强MRI表现

注：右侧额叶术区见裂隙状T_2WI高信号，邻近硬脑膜增厚、强化，术区少许强化。

患儿于2021年11月初出现轻微乏力及嗜睡情况，持续观察，2021

年11月12日出现复视，眼科就诊无器质性病变，遂于2021年11月20日复查头部MRI，未见肿瘤进展。由于患者症状持续性加重，于2021年12月16日（术后22个月）复查全脑全脊髓增强MRI，仍然未见肿瘤进展（图1-53）。

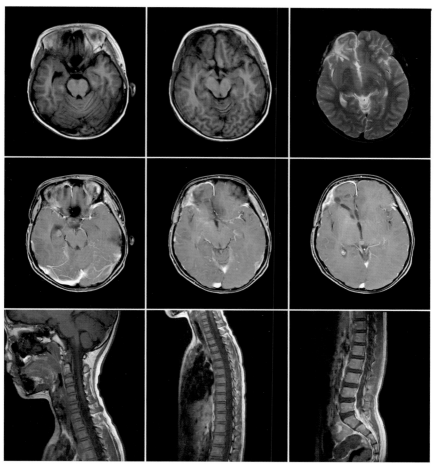

图1-53　术后22个月复查全脑全脊髓增强MRI表现

注：右侧额叶术区邻近硬脑膜增厚、强化。椎管内未见明显异常信号。

为求进一步诊断，患者于2021年12月28日行PET-MRI检查。静脉注射^{18}F-多巴（^{18}F-DOPA）4.25 mCi后40分钟行脑显像示额叶术后残腔旁、右侧内囊下份、丘脑下部右侧份、右侧大脑脚及邻近中脑右侧份摄取^{18}F-DOPA弥漫不均匀性增高，最大标准摄取值（SUV）为

3.51，MRI示相应部位呈T_2、FLAIR高信号影，病变可疑跨中线累及丘脑下部左侧份，双侧大脑其余实质、小脑及脑干未见[18]F-DOPA摄取异常增高区（图1-54）。MRI示其余脑实质未见异常信号影，双侧脑室扩张。

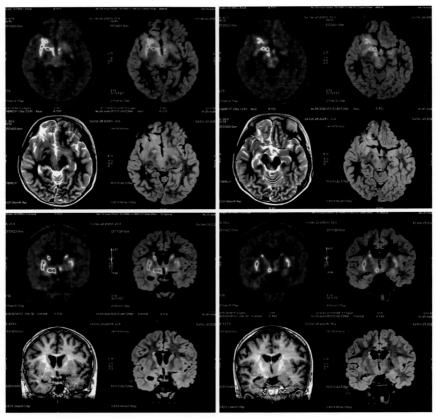

图1-54　术后22个月[18]F-DOPA PET-MRI表现（2021-12-28）

患者逐渐出现精神差、意识差、嗜睡，不能正常发音，不能独立行走，咀嚼和吞咽功能下降，右眼不能睁开，右侧肢体肌张力增高，不受控制，给予甘露醇（250 ml）+甲泼尼龙（80 mg）治疗后症状无改善。之后病情进一步恶化，总生存期为27个月。

三、讨论

该患儿系头痛伴癫痫起病，入院时影像学结果提示右侧额叶病变合并瘤卒中。手术切除为主要的治疗手段，病变位于右侧额叶，手术切除应相对更为积极，做到最大范围地切除肿瘤。术前MRI T₁增强像显示病灶主要为右侧额叶结节状强化；术后复查MRI示强化结节完全切除。该病例的组织病理显示恶性肿瘤伴出血及坏死，组织学形态为WHO 4级，Ki67（＋，50%），GFAP、Oligo2阳性提示为胶质细胞来源，诊断高级别胶质瘤。其余重要免疫组化检测结果：Syn（＋）、EMA（－）、NeuN（－）、H3K27M（－）。*IDH*、*H3F3A*及*HIST1H3B*基因测序未检出突变。当时（2020年）根据WHO CNS4修订版诊断为胶质母细胞瘤伴原始神经成分，WHO 4级。而按照最新的WHO CNS5，应诊断为儿童型弥漫性高级别胶质瘤，*H3*和*IDH*野生型，RTK2亚组。根据最新版NCCN儿童CNS肿瘤诊疗指南，采用标准STUPP方案或者入组临床试验。患儿完成12周期标准STUPP方案，并在此基础上，于术后第10月开始根据基因变异检测结果加用TKI类靶向药（因初始使用吉非替尼出现皮肤不良反应更换使用奥希替尼）。期间患儿规律复查头部增强MRI，未见肿瘤进展，至术后21个月患儿出现症状，术后22个月全脑全脊髓增强MRI仍然未能查见明显肿瘤进展。最终患儿于术后22个月行¹⁸F-DOPA PET-MRI检查，发现额叶术后残腔旁、右侧内囊下份、丘脑下部右侧份、右侧大脑脚及邻近中脑右侧份氨基酸代谢增高，考虑肿瘤复发，病变可疑跨中线累及丘脑下部左侧份，患儿诊治经过时间轴见图1-55。

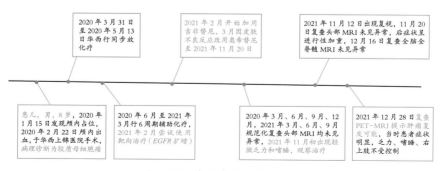

图1-55 患儿诊治经过时间轴

PET-MRI是将PET的分子成像功能与MRI卓越的软组织对比功能

结合起来的一种新技术，该技术可以分别收集PET和MRI影像，融合了PET对病灶的敏感检测优势和MRI的多序列成像优势。本病例中，在患者有临床症状进展的情况下，行头部MRI检查未发现明显异常，最后通过PET-MRI发现大脑深部，包括丘脑、中脑的异常代谢，确诊肿瘤复发进展。从这一点上，可以了解到PET在代谢上的检测敏感性要高于普通MRI。本病例中使用的PET示踪剂为^{18}F-DOPA，这是神经递质多巴胺前体左旋多巴的类似物，在氨基酸转运体的作用下能快速通过血脑屏障，并在脱羧酶作用下生成^{18}F-DOPA，被胶质瘤细胞摄取。相比其他PET示踪剂，如反映肿瘤氨基酸代谢的^{11}C-蛋氨酸（^{11}C-MET）和^{11}C-酪氨酸，反映葡萄糖摄取的^{18}F-脱氧葡萄糖（^{18}F-FDG），以及反映肿瘤乏氧状态的^{18}F-硝基咪唑（^{18}F-FMISO），^{18}F-DOPA在神经系统肿瘤如胶质瘤中具有更好的敏感性和特异性。随着^{18}F-DOPA在各PET中心的普及和广泛应用，^{18}F-DOPA PET将越来越多地应用于胶质瘤，从而有助于原发性和复发性胶质瘤的诊断、鉴别、分级、定位、治疗和预后评估，并对研究胶质瘤的机制具有重要的临床和科研意义。

病例8 右侧颞叶胶质母细胞瘤

一、病情简介

病史：男性，45岁，因"阵发性头痛1月余"入院。患者1月前无明显诱因出现阵发性头部胀痛，持续10余分钟缓解，无恶心、呕吐、意识障碍、言语不清，无肢体活动障碍，我院头部增强MRI提示"右侧颞叶占位伴水肿"，为进一步治疗收入神经外科。

专科查体：神志清楚，双侧瞳孔等大等圆，直径约3 mm，对光反射灵敏，肌力、肌张力未见明显异常，生理反射存在，病理反射未引出，脑膜刺激征阴性。

影像学检查：术前头部MRI检查示右侧颞叶占位，如图1-56所示。

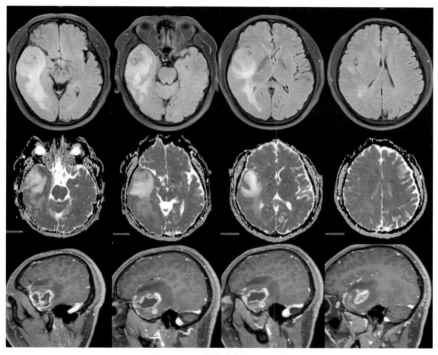

图1-56　术前头部MRI表现

注：右侧颞叶见混杂信号肿块，以FLAIR高信号为主，边缘点线样低信号影，ADC值以高信号为主，局部信号减低，肿块周围见大片FLAIR高信号影。增强扫描肿块花环状强化，邻近脑膜增厚并强化，周围FLAIR高信号区域未见强化，肿块有轻度占位效应。

二、临床诊治过程

术前诊断

右侧颞叶占位：胶质瘤？

手术治疗过程

入院后完善术前相关检查，在全麻下行"右侧颞叶占位切除术"。手术顺利，术后病情稳定，术后72小时复查头部MRI表现如图1-57所示。

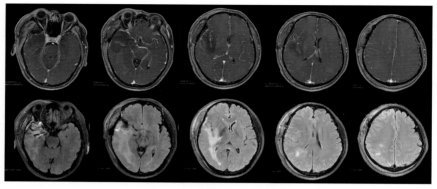

图1-57　术后复查头部MRI表现

注：右侧颞叶病灶术后，术区信号混杂，周围颞枕叶FLAIR呈高信号，增强扫描未见异常强化灶。

病理检测

HE染色、免疫组化及分子检测结果如图1-58和表1-8所示。

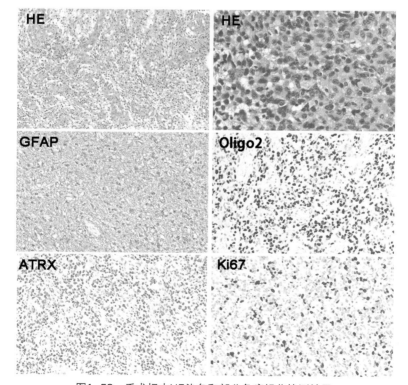

图1-58　手术标本HE染色和部分免疫组化检测结果

表1-8 手术标本病理检测类型及结果

病理检测类型	检测结果
HE染色	见图1-58
免疫组化检测	GFAP（+）、Oligo2（+）、P53（部分+）、ATRX（+）、H3K27M（−）、EMA（−）、Ki67（+，约45%）
分子检测	检出*MGMT*基因启动子区域甲基化 检出*TERT*基因启动子228位点突变，未检出250位点突变 未检出*IDH1*基因第132密码子突变 未检出*IDH2*基因第172密码子突变

病理诊断

综合肿瘤组织形态、免疫组化和分子检测结果，整合诊断为胶质母细胞瘤，*IDH*野生型，WHO 4级。

术后辅助治疗

术后辅助诊疗方案：同步放化疗后序贯辅助化疗，并联合TTF。

术后放疗前复查头部增强MRI表现如图1-59所示。

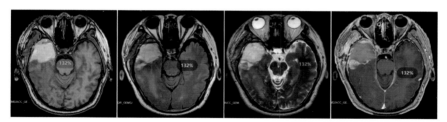

图1-59 术后放疗前头部增强MRI表现

同步放化疗方案：采用VMAT技术，定位CT与MRI融合图像勾画靶区，放射剂量为PTV 6 000 cGy/30次；放疗期间给予TMZ同步化疗，剂量为140 mg/d［75 mg/（m² · d）］，每日1次。放化疗期间未见头痛、呕吐及肝肾功能损害等不良反应。

同步放化疗后，给予6周期TMZ序贯辅助化疗。第1周期TMZ剂量为280 mg/d［150 mg/（m² · d）］，第1~5天应用，每28天为1个周期；患者未出现明显化疗相关不良反应后，继续序贯第2~6周期TMZ治疗，剂量为360 mg/d［200 mg/（m²·d）］，第1~5天应用，每28天为1个周期。

在序贯化疗期间同步进行TTF，TTF仪佩戴期间头皮状态稳定，偶有散在红疹，更换贴片间隙休息后缓解，指导患者加强护理后好转。

随访及病情转归

患者术后5月出现头痛症状，较前加重，复查头部MRI发现右侧顶叶可见增强病灶，周围伴有明显水肿（图1-60），给予贝伐珠单抗治疗，治疗后症状明显缓解。目前病情相对稳定，仍密切随访中。

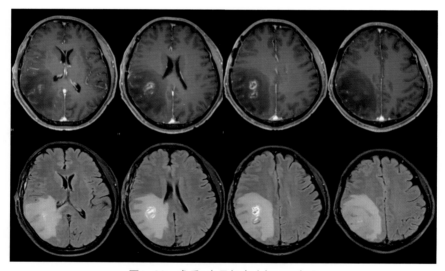

图1-60 术后5个月复查头部MRI表现

注：右侧额顶叶见异常混杂信号结节，FLAIR以高信号为主，增强扫描呈花环状强化。结节周围大片FLAIR高信号影，未见强化，邻近脑膜增厚并强化。

三、讨论

该患者术前病变位于右侧颞叶，范围较广，T_1增强像肿块不呈明显强化，明显水肿带，肿块内部弥散不均匀，T_1增强强化区域对应弥散受限。术后2天头部MRI显示右侧颞岛叶手术残腔，周围未见新强化灶，FLAIR显示病变后方延伸至颞枕叶，枕叶白质高信号仍存在，考虑为术后积血改变及周围组织坏死改变，但还需继续观察加以判断。该病例手术切除T_1增强序列病灶，病变后部紧邻侧脑室颞角后下壁，扩大切除会导致视野功能受损，因此FLAIR异常信号区域未彻底切除。术后密切随访，术后4个月复查头部MRI显示右侧颞顶叶高信号斑片增大，对应增强出现轻微强化，该病变在动态随访过程中呈进行性增大且出现强化趋势，有肿瘤复发的可能。术后5个月随访头部MRI提示水肿范围明显扩大，内部出现明显强化，强化结节内部有明显坏死，且该区域未在放疗靶区范围内，考虑肿瘤复发。肿瘤周围水肿比较重，考虑同时给予贝伐珠单抗继续治疗，目前患者病情相对稳定，仍在密切随访中。

胶质瘤的治疗是在分子病理指导下的综合治疗，而手术是取得病理标本的重要途径，也是综合治疗的第一步，相关指南推荐对于胶质瘤进行最大范围的安全切除，在保证切除肿瘤的同时兼顾患者的功能，保障生活质量。术后需进一步辅助放化疗，这对胶质母细胞瘤的治疗具有重要的作用。然而，有一部分病例在术后短期内会出现肿瘤复发，当然也不排除假性进展或放射性坏死等可能。该病例由于肿瘤周围水肿比较重，遂联合予以贝伐珠单抗治疗。在治疗的过程中需密切随访，复查头部MRI评估病变的动态变化过程以及判断病变的性质。

病例9　左侧颞叶胶质母细胞瘤合并颅内动脉瘤

一、病情简介

病史： 男性，42岁，因"发现颅内占位性病变2月余"入院。患者2月前感染新型冠状病毒后出现言语不清，不伴有肢体活动障碍以及意识障碍，后于当地医院检查发现"颅内占位性病变"，为求进一步治疗收入我院。

既往患糖尿病半年，未规律服药及检测血糖，余无特殊。

专科查体： 神志清楚，对答切题，双侧瞳孔等大等圆，直径约3 mm，对光反射灵敏，四肢肌力、肌张力未见明显异常，生理反射存在，病理反射未引出，脑膜刺激征阴性。

影像学检查：术前头部MRI检查提示左侧颞叶占位，部分累及岛叶及基底节区，考虑胶质瘤可能。在仔细阅读头部MRI图像时发现左侧颞叶大脑中动脉区域见一可疑流空影，遂行头部CT血管成像（computed tomography angiography，CTA）检查，发现左侧大脑中动脉M1段远端分岔部动脉瘤，如图1-61所示。

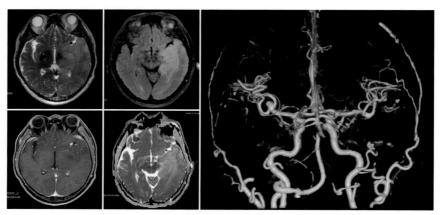

图1-61　术前MRI表现

注：病变主要位于左侧颞叶，部分累及岛叶及基底节区，ADC未见低信号，增强后未见强化。头部CTA显示左侧大脑中动脉M1段远端分叉部有一个大小约为0.8 cm×0.6 cm的动脉瘤（红圈内）。

二、临床诊治过程

术前诊断

左侧颞叶占位合并左侧大脑中动脉动脉瘤。

手术治疗过程

入院后完善术前相关检查，计划动脉瘤处理和病变切除同期进行，遂在全麻下行"左侧颞叶占位性病变切除术、左侧大脑中动脉动脉瘤颈夹闭术"，术中优先暴露左侧大脑中动脉动脉瘤，顺利夹闭后再行左侧颞叶占位切除，手术过程顺利，肿瘤切除及动脉瘤夹闭满意，考虑到功能保护，术区后方及内侧有少许病变残留。术后患者病情稳定，无明显特殊并发症。术后3天复查头部MRI及CTA表现如图1-62所示。

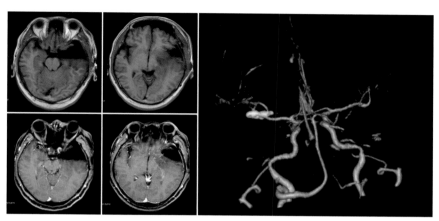

图1-62　术后复查头部MRI及CTA表现

注：左侧颞叶术区见片状长T₁信号影，未见强化信号影；左侧大脑中动脉走行区致密影，其远端分支显影清晰。

病理检测

HE染色、免疫组化及分子检测结果如图1-63和表1-9所示。

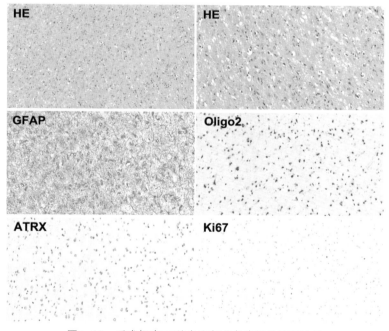

图1-63　手术标本HE染色和部分免疫组化检测结果

表1-9 手术标本病理检测类型及结果

病理检测类型	检测结果
HE染色	见图1-64
免疫组化检测	GFAP（+）、Oligo2（+）、ATRX（+）、H3K27me3（+）、H3K27M（−）、IDH1（−）、CD34（−）、P53（部分+）、Ki67（+，<5%）
分子检测	检出*TERT*基因启动子250位点突变，未检出228位点突变 未检出*IDH1*基因第132密码子突变 未检出*IDH2*基因第172密码子突变 未检出*BRAF*^{V600E}突变 未检出*MGMT*基因启动子甲基化

病理诊断

综合肿瘤组织形态、免疫组化和分子检测结果，整合诊断为胶质母细胞瘤，*IDH*野生型，WHO 4级。

术后辅助治疗

术后辅助诊疗：同步放化疗后序贯辅助化疗。

术后1月复查头部MRI表现如图1-64所示。

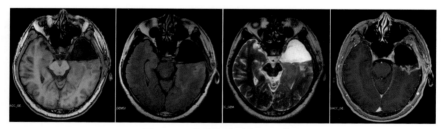

图1-64 术后复查头部MRI表现

注：左侧颞叶术区见片状长T_1、长T_2信号影，术区后方见片状FLAIR高信号影，此区域少许强化影。

同步放化疗方案：采用IGRT+VMAT技术，定位CT与MRI融合图像勾画靶区，放射剂量为计划肿瘤靶区（pGTV）6 000 cGy/30次，计划临床靶区（pCTV）5 400 cGy/30次；放疗期间给予TMZ同步化疗，剂量为140 mg/d［75 mg/（m^2·d）］，每日1次。放化疗期间未见头痛、呕吐等明显放疗相关不良反应，未发生肝功能损害等化疗相关不良反应。

同步放化疗后，给予6周期TMZ序贯辅助化疗。第1周期TMZ剂量为280 mg/d［150 mg/（m² · d）］，第1~5天应用，每28天为1个周期；患者未出现明显化疗相关不良反应后，继续序贯第2~6周期TMZ治疗，剂量为360 mg/d［200 mg/（m² · d）］，第1~5天应用，每28天为1个周期。

随访及病情转归

该患者已完成同步放化疗，现按照STUPP方案进行辅助化疗，化疗耐受性良好，病情稳定无异常。

三、讨论

该病例是一例临床上比较少见的胶质瘤合并颅内动脉瘤患者。术前头部MRI检查结果提示病变主要位于左侧颞叶，部分累及岛叶和基底节区，病灶范围广，呈轻度强化，弥散未见明显受限，病变性质考虑胶质瘤可能。该病例比较特殊的影像是，在T_1WI上可见一比较小的强化结节，在T_2WI上相应位置上呈低信号，结合该区域存在大脑中动脉等血管，考虑合并动脉瘤可能。进一步的头部CTA检查发现左侧大脑中动脉M1段远端分岔部动脉瘤。该病例影像诊断首先考虑胶质瘤，鉴别诊断脑血管病和梗死以及血管炎。对感染性疾病以及免疫性疾病的鉴别诊断结合临床以及灌注波谱更有帮助。肿瘤病变和动脉瘤都在左侧，动脉瘤并没有引起血管狭窄，病变所在区域同时累及动脉瘤所在位置，在讨论后一期夹闭动脉瘤及切除肿瘤，手术顺利。该病例在病理上表现为细胞密度低，形态学相对温和，病变范围大，多次取材发现整个病变细胞密度都不高，有个别核分裂，IDH无突变，免疫组化中ATRX无缺失，异常增生细胞是胶质细胞，Ki67指数非常低，分子检测出有TERT突变，总体组织学形态为2级。进一步的分子检测发现IDH野生型，则诊断为胶质母细胞瘤，IDH野生型，WHO 4级。

该患者在术前MRI检查时发现血管异常，加做CTA发现一个约0.8 cm×0.6 cm大小的动脉瘤，通过手术及时处理避免了患者今后颅内压升高、情绪紧张、血压升高等因素导致破裂出血，甚至出现生命危险。另外，影像的增强和肿瘤级别与预后没有直接关系，多数肿瘤影像的增强是因为血管通透性明显破坏，级别越高，血管通透性破坏越明显，但并不意味着所有肿瘤出现增强都是高级别，不增强就是低级别。

颅内肿瘤合并未破裂动脉瘤在临床上并不多见，动脉瘤在围手术期破裂可能致命，研究统计发生率为2.3%~7.7%，提示临床医生应重视血管检查以及术前影像的准确评估。有研究者总结了文献报道的胶质母细胞瘤合并动脉瘤病例，尽管大多数动脉瘤与肿瘤没有相关联的证据，有部分供应肿瘤血管上的动脉瘤被认为是流量相关动脉瘤，其产生原因尚未完全明确，可能与肿瘤产生的过量血管内皮生长因子有关。

病例10　右侧颞顶叶弥漫性半球胶质瘤，*H3G34*突变型

一、病情简介

病史： 男性，28岁，因"头痛、呕吐3天余"入我院急诊。患者3天前无明显诱因出现头顶持续性胀痛，伴呕吐，1~3次/日，呕吐物为胃内容物，无视物模糊、胸痛、腹痛等不适，大小便正常，当地医院行头部MRI检查提示"颅内占位"。为求进一步诊治，就诊于我院。

专科查体： 入院时神志清楚，双侧瞳孔等大等圆，直径约3 mm，对光反射灵敏，四肢肌力5级，余未见明显阳性体征。

影像学检查： 术前头部MRI检查示右侧颞顶叶占位，如图1-65所示。

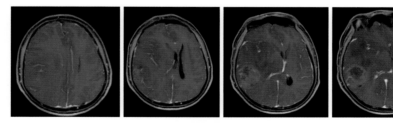

图1-65　术前MRI表现

注：右侧颞顶叶交界区见不规则环状强化肿块影，右侧脑室受压变窄，中线结构左偏。

二、临床诊治过程

术前诊断

右侧颞顶叶占位性病变：胶质瘤？

手术治疗过程

入院后完善术前相关检查，在全麻下行"右侧颞顶叶占位切除术"。术后患者病情稳定，术后复查头部MRI表现如图1-66所示。

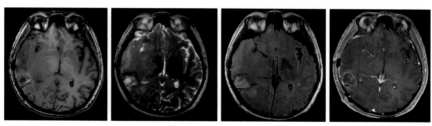

图1-66　术后复查头部MRI表现

注：右侧颞顶枕部见骨瓣影，邻近脑膜增厚、强化。右侧颞叶见手术残腔影，周围脑实质见模糊大片状T_2WI、FLAIR稍高信号影，未见强化。

病理检测

HE染色、免疫组化及分子检测结果如图1-67和表1-10所示。

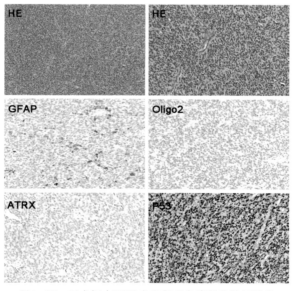

图1-67　手术标本HE染色和部分免疫组化检测结果

表1-10 手术标本病理检测类型及结果

病理检测类型	检测结果
HE染色	见图1-68
免疫组化检测	GFAP（部分+）、Oligo2（－）、SOX2（+）、IDH1（－）、ATRX（－）、P53（+）、S100（+）、H3K27M（－）、LCA（－）、CD20（－）、CD3（－）、CD34（－）、EMA（－）、Ki67（+，20%）
分子检测	检出*H3F3A*基因第34密码子突变（G34R） 检出*MGMT*基因启动子区域甲基化 未检出*IDH1*基因第132密码子突变 未检出*IDH1*基因第172密码子突变 未检出*HIST1H3B*基因第27、第34、第36密码子突变 未检出*TERT*基因启动子250位点和228位点突变

病理诊断

综合肿瘤组织形态、免疫组化和分子检测结果，整合诊断为弥漫性半球胶质瘤，*H3G34*突变型，WHO 4级。

术后辅助治疗

术后辅助诊疗方案：同步放化疗后序贯辅助化疗。

同步放化疗方案：采用IGRT+VMAT技术，定位CT与MRI融合图像勾画靶区，放射剂量为PTV 6 000 cGy/30次；放疗期间给予TMZ同步化疗，剂量为140 mg/d［75 mg/（m²·d）］，每日1次。放化疗期间未见头痛、呕吐及肝功能损害等不良反应。

同步放化疗后，给予6周期TMZ序贯辅助化疗。第1周期TMZ剂量为280 mg/d［150 mg/（m²·d）］，第1~5天应用，每28天为1个周期；患者未出现明显化疗相关不良反应，继续序贯第2~6周期TMZ治疗，剂量为360 mg/d［200 mg/（m²·d）］，第1~5天应用，每28天为1个周期。

随访及病情转归

患者术后5个月序贯化疗期间复查头部MRI示肿瘤复发（图1-68），与患者及家属沟通后，患者及家属选择口服安罗替尼治疗。

口服安罗替尼2个月后复查头部MRI示肿瘤强化不明显，且水肿较前明显减轻（图1-69），提示安罗替尼效果较好，患者及家属选择继续规律使用安罗替尼，目前患者病情相对稳定，密切门诊随访。

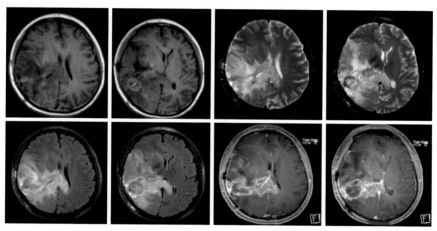

图1-68　术后5个月复查头部MRI表现

注：右侧颞顶枕部见骨瓣影，邻近脑膜增厚、强化。右侧颞叶见手术残腔影，并见大片状T_1WI低信号、T_2WI及FLAIR高信号影，信号稍混杂，右侧脑室受压、变窄，增强扫描术区见不规则环状、团状强化，病灶累及胼胝体压部，跨越中线结构。

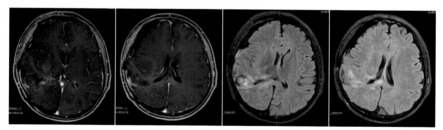

图1-69　口服安罗替尼2月后复查头部MRI表现

注：异常信号较前次明显缩小，占位效应减轻。

三、讨论

弥漫性半球胶质瘤，*H3G34*突变型，是WHO CNS5里新增加的类别，该类型胶质瘤侵袭性强，是由*H3F3A*发生错义突变导致组蛋白H_3的34位甘氨酸突变为精氨酸或缬氨酸（G34R/V）。该类肿瘤中的*TP53*突变以及*ATRX*缺失的发生较为常见。研究发现*H3G34*突变型的胶质瘤中，甘氨酸突变为缬氨酸（G34V）的预后要显著差于甘氨酸突变为精氨酸（G34R）。胶质母细胞瘤复发后的治疗通常采取个性化治疗，包括TTF、靶向治疗以及免疫治疗等。该病例复发时离手术时间相对较短，颅内压尚可，患者当时倾向于药物等内科治疗。安罗替尼是一种多靶点的TKI，其靶点包括VEGFR、FGFR以及PDGFR等。该患者在使用该药物治疗2个月后复查头部MRI，显示肿瘤病变及周围水肿区域明显减少，治疗有一定的疗效，更长的疗效仍在进一步观察中。

病例11　左侧脑室及颞顶枕叶胶质母细胞瘤

一、病情简介

病史： 女性，55岁，因"头痛伴恶心、呕吐1月余"入院。患者1月前无明显诱因出现头痛伴有恶心、呕吐症状，无癫痫发作，无视力下降、视野缺损，休息后缓解，未行进一步治疗。半月前出现间歇性左侧肢体无力，理解力、记忆力下降明显。于我院行头部MRI检查示"左侧脑室及颞顶枕叶占位性病变"，遂住院治疗。

专科查体： 入院时意识模糊，问答不切题，胡言乱语。双侧瞳孔等大等圆，直径约3 mm，对光反射灵敏，右侧下肢肌力4级，余未见明显阳性体征。

影像学检查： 术前头部MRI检查提示左侧脑室及颞顶枕叶占位性病变，病变范围较广，考虑胶质瘤可能，如图1-70所示。

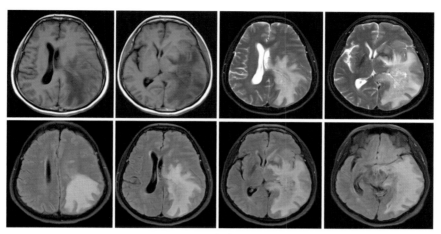

图1-70　术前MRI表现

注：左侧脑室后角、颞顶枕叶及胼胝体压部见混杂等长T_1、T_2信号肿块影，中心信号混杂，病灶占位效应明显，左侧脑室受压狭窄，中线结构移位。

二、临床诊治过程

术前诊断

左侧脑室及颞顶枕叶占位性病变：胶质瘤？

手术治疗过程

入院后完善术前相关检查，在全麻下行"左侧脑室及颞顶枕叶占位性病变切除术"。手术顺利，术后病情稳定，术后复查头部MRI示术后改变，除胼胝体压部少许病变残留外，肿瘤得到大部分切除（图1-71）。

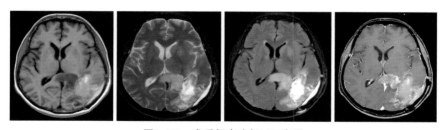

图1-71　术后复查头部MRI表现

注：左侧顶叶、颞叶、枕叶、左侧基底节区及胼胝体压部见以长T_1、长T_2为主的混杂信号影，FLAIR上呈高信号影，增强后边缘见不规则强化带。

病理检测

HE染色、免疫组化及分子检测结果如图1-72和表1-11所示。

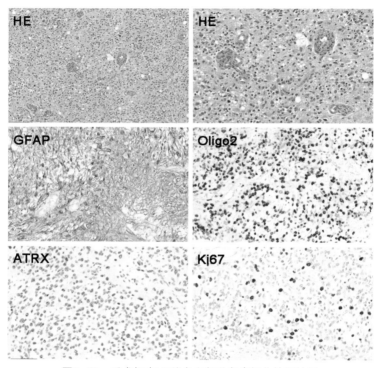

图1-72　手术标本HE染色和部分免疫组化检测结果

表1-11　手术标本病理检测类型及结果

病理检测类型	检测结果
HE染色	见图1-73
免疫组化检测	GFAP（+）、Oligo2（+）、IDH1（-）、ATRX（+）、H3 K27M（-）、BRAF^{V600E}（-）、P53（+，约90%）、Ki67（MIB1）（+，约30%）
分子检测	检出TERT基因启动子228位点突变（C→T），未检出250位点突变 未检出IDH1基因第132密码子突变 未检出IDH2基因第172密码子突变 未检出MGMT基因启动子区域甲基化

病理诊断

综合肿瘤组织形态、免疫组化和分子检测结果，整合诊断为胶质母细胞瘤，*IDH*野生型，WHO 4级。

术后辅助治疗

术后辅助诊疗方案：同步放化疗后序贯辅助化疗，并联合TTF。

同步放化疗方案：采用VMAT技术，定位CT与MRI融合图像勾画靶区，放射剂量为PTV 6 000 cGy/30次；放疗期间给予TMZ同步化疗，剂量为100 mg/d〔75 mg/（$m^2 \cdot d$）〕，每日1次。放化疗期间未见头痛、呕吐等明显放疗相关不良反应，未发生肝功能损害等化疗相关不良反应。

同步放化疗后，给予6周期TMZ序贯辅助化疗。因患者身形娇小，综合考虑患者化疗耐受性，序贯TMZ治疗，第1周期剂量为200 mg/d〔150 mg/（$m^2 \cdot d$）〕，后续周期剂量为260 mg/d〔200 mg/（$m^2 \cdot d$）〕，每日1次，第1~5天应用，每28天为1个周期。每周监测血常规及肝肾功能，并给予5–羟色胺（5–HT）抑制剂止吐治疗，改善化疗不良反应，提高患者化疗耐受性。化疗期间患者未出现常见不良反应术语评定标准（CTCAE）5.0版2级及以上化疗相关不良反应后，治疗耐受性良好。

放疗结束后联合TTF，在TTF仪佩戴期间患者头皮状态稳定，偶有散在红疹，更换贴片间隙休息后缓解，指导患者加强护理后好转。

随访及病情转归

患者术后6个月病情稳定，复查头部MRI表现见图1–73，继续使用序贯化疗联合TTF的方案。患者依从性较好，TTF平均使用率较高，无明显皮肤不良反应等。目前患者病情稳定，继续使用化疗联合TTF，耐受性良好，密切随访病情。

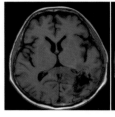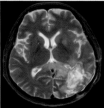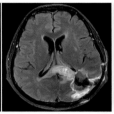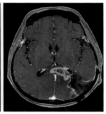

图1-73　术后6个月复查头部MRI表现

注：左侧顶颞枕叶及胼胝体压部见大片状以长T₁、长T₂为主的混杂信号影，FLAIR呈高信号，增强扫描病灶边缘见不规则强化带及强化结节，以胼胝体压部最为明显，范围较前无明显扩大。

三、讨论

患者为女性，原发性胶质母细胞瘤，*IDH*野生型，WHO 4级，术后6个月病情稳定。*MGMT*启动子非甲基化提示对烷化类化疗药不很敏感；术后及时进行TMZ化疗、放疗加TTF同步治疗。目前胶质瘤诊疗指南推荐胶质母细胞瘤的一线治疗方案包括手术、放疗、化疗及TTF。放疗、化疗及TTF作为胶质母细胞瘤术后辅助治疗的主要方法，推荐在放疗后早期即开始使用TTF可能进一步改善患者的预后。TTF表现出的效果与依从性密切相关，当患者每天穿戴TTF仪超过22小时，5年总生存率可提升至29.3%，几乎是单独使用TMZ患者5年总生存率的6倍。在治疗过程中安全性整体良好，大多数反应为佩戴区域局部皮肤红疹，使用糖皮质激素药膏涂抹，不影响TTF的使用。

胶质母细胞瘤分子标志物的应用对组织形态学的诊断有很好的补充使用，尤其在弥漫性星形细胞瘤活检标本、组织学形态显示不佳等情况下可减少标本取样所造成的局限性。需要注意的是，分子标志物的应用是在组织形态学基础上，以弥漫性星形细胞瘤的诊断为前提。在一些其他*IDH*野生型胶质瘤中，例如PXA、节细胞胶质瘤、伴有毛样特征的高级别星形细胞瘤和室管膜瘤等中也会出现*TERT*启动子突变。另外，几乎所有少突胶质细胞瘤中存在*TERT*启动子突变，此时*IDH*突变及1p/19q共缺失检测是必需的，尤其在形态学特征不典型的活检标本中，需作鉴别诊断。总之，分子遗传学在弥漫性胶质瘤的病理诊断中必不可少，完善的分子检测对于明确弥漫性胶质瘤的病理类型、WHO CNS分级及优化临床治疗均非常重要。

病例12　左侧顶叶多形性黄色星形细胞瘤

一、病情简介

病史：女性，15岁，因"间断头痛伴呕吐4月余"入院。4月前无明显诱因出现头痛并呕吐，当地医院以"感冒"为病因进行对症治疗，具体方案不详，自诉症状逐渐好转。近1月再次出现呕吐及头痛且发作频繁。为求进一步诊治，来我院就诊。

专科查体：入院时神志清楚，对答切题，双侧瞳孔等大等圆，直径约3 mm，对光反射灵敏，四肢肌力正常，生理反射存在，病理反射未引出，脑膜刺激征阴性，余未见明显阳性体征。

影像学检查：脑肿瘤多模态MRI检查结果如图1-74和图1-75所示，考虑左侧顶叶囊实性占位性病变，考虑胶质瘤可能或其他。

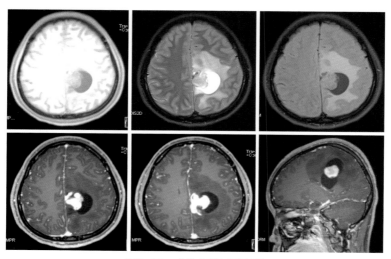

图1-74　术前头部MRI表现

注：左侧顶叶囊实性占位，实性部分呈等T_1、等T_2信号，囊性部分呈长T_1、长T_2信号，FLAIR实性部分呈等信号、囊性部分呈低信号，周围见片状长T_1、长T_2信号影，增强扫描实性成分明显强化。

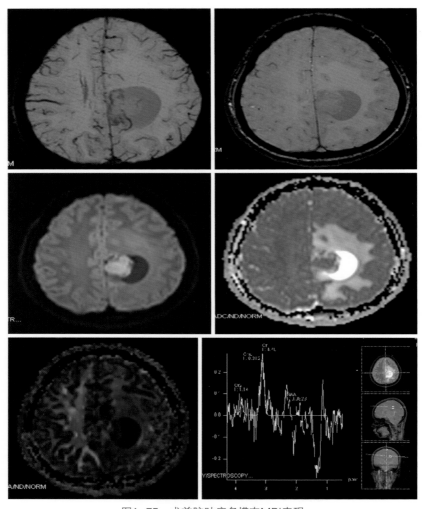

图1-75　术前脑肿瘤多模态MRI表现

　　注：SWI示左侧顶叶病灶内未见微小出血灶，病灶实性部分弥散受限，DTI示病灶区域白质纤维束中断、破坏，MRS示体素位于囊性病灶内，基线不稳。

二、临床诊治过程

术前诊断

左侧顶叶占位：胶质瘤？寄生虫感染？

手术治疗过程

入院后完善术前相关检查，在全麻下行"左侧顶叶占位切除

术"。手术顺利，术后病情稳定。术后复查头部MRI表现如图1-76
所示。

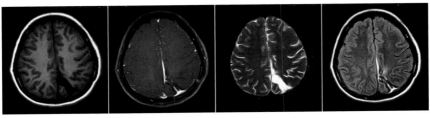

图1-76　术后复查头部MRI表现

　　注：左侧顶叶术后，术区少许FLAIR高信号影，增强扫描未见明显强化，邻近硬
脑膜增厚、强化。

病理检测

HE染色、免疫组化及分子检测结果如图1-77和表1-12所示。

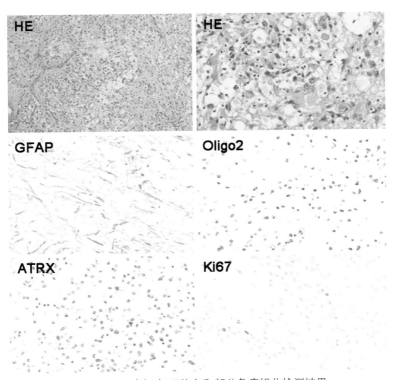

图1-77　手术标本HE染色和部分免疫组化检测结果

表1-12　手术标本病理检测类型及结果

病理检测类型	检测结果
HE染色	见图1-78
免疫组化检测	GFAP（+）、Oligo2（+）、CD34（−）、EMA（−）、ATRX（+）、NeuN（−）、IDH1（−）、P53（部分+）、Ki67（+，<5%）
分子检测	检出$BRAF^{V600E}$突变 未检出$IDH1$基因第132密码子突变 未检出$IDH2$基因第172密码子突变 未检出$H3F3A$基因第27密码子突变 未检出$HIST1H3B$基因第27密码子突变

病理诊断

综合肿瘤组织形态、免疫组化和分子检测结果，整合诊断为PXA，WHO 2级。

术后辅助治疗

由于该患者病理诊断为PXA，WHO 2级，且手术将肿瘤完全切除，未见明显肿瘤残留，故术后未行放疗及化疗等辅助治疗，建议其定期复查头部MRI。

随访及病情转归

患者术后病情稳定，规律于我院神经外科门诊随访复查头部MRI，术后4年复查头部MRI未见肿瘤复发（图1-78）。

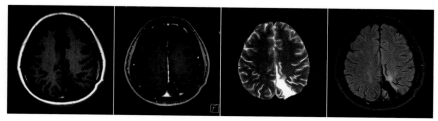

图1-78　术后4年复查头部MRI表现

注：病灶未见肿瘤进展或复发征象。

三、讨论

患儿术前有亚急性的头痛伴呕吐病史，症状发作逐渐频繁且加重，影像学检查明确提示左侧顶叶囊实性占位性病变，病变周围脑组织重度水肿，占位效应明显，肿瘤可能是胶质瘤、脑膜瘤或室管膜瘤。患儿无手术禁忌证，手术指征明确。病变实性结节位于左侧顶叶镰旁，病变位于皮质下深部，有较大囊性成分，术中释放囊液后脑组织塌陷，需注意仔细探查以便全切除病变并尽可能剥除囊壁，避免肿瘤残余导致复发。肿瘤囊壁深部抵及并压迫侧脑室，要注意保护侧脑室，避免血液等进入侧脑室导致术后发生脑积水。病变周围脑组织水肿明显，切除过程要注意保护周围水肿区域脑组织，操作温柔，减轻因机械性损伤所致的术后脑水肿，有利于术后患者的快速康复；术中对水肿脑组织的止血要确切，避免术后术区脑出血等严重手术并发症。

该病例最终临床诊断：左侧顶叶及侧脑室PXA，WHO 2级。PXA在CNS罕见，是好发于年轻人的低级别星形细胞瘤，约占所有星形细胞瘤的1%。该肿瘤患者预后总体良好，10年总生存率超过70%。间变性PXA（anaplastic PXA，aPXA，WHO 3级）提出于WHO CNS4修订版，其主要病理特征表现为增强的有丝分裂（超过5个有丝分裂象/10倍高倍视野）、增殖指数＞4%、更多的坏死以及微血管增生，且容易发生肿瘤脑脊液播散。总体而言，aPXA预后相对PXA差。aPXA既有原发肿瘤，也包含约20%的PXA在肿瘤演进过程中继发形成，与这一过程密切相关的基因突变包括最常见的$BRAF^{V600E}$突变、$CDKN2A$纯合缺失，其次是$TERT$突变。不仅如此，$TERT$突变的PXA患者预后更差。针对PXA常见的$BRAF^{V600E}$突变，一项开拓性的临床研究采用BRAF激酶抑制剂维莫非尼（vemurafenib）对PXA患者进行靶向治疗，该药物对PXA有很好的抑制效应。PXA的组织学以及遗传学特征，如$BRAF^{V600E}$突变、$CDKN2A$纯合缺失和$TERT$的突变等，与多种脑肿瘤相似，尤其是上皮样胶质母细胞瘤（epithelioid glioblastoma，eGBM），故有学者认为PXA与eGBM二者之间存在一定联系，二者并非完全不同的脑肿瘤，而是肿瘤进化过程中的两个端点，其中aPXA属于这类肿瘤的过渡形态。上述观点还需要后续研究进一步论证，这将为PXA的演进理论以及精准治疗提供潜在分子学基础。目前对于PXA的治疗主要采取手术切除的方式；尽管放疗对于改善部分切除及恶性度较高的PXA患者的预后并无直接的临床证据支持，但对于提示预后不良的PXA患者，目前仍旧会考虑给予患者术后放疗以及TMZ化疗的治疗选择。

大多数WHO 2级PXA预后较好，5年总生存率为81%，10年总生存率为70%。术后放化疗对其预后是否有帮助，至今仍有争论。PXA的预后差异较大，影响预后因素有：①手术切除程度，肿瘤全切除预后较好；②肿瘤病理分级，WHO 2级预后相对较好，WHO 3级具有较多的核分裂象及较高的细胞增殖指数，伴有灶性坏死、血管及血管内皮增生，预后较差；③肿瘤中淋巴细胞数量较多，预后较好。该病例肿瘤位于左侧中央区附近，病理级别为WHO 2级PXA，经过手术实现肿瘤全切除，理论上该患者预后良好，因此术后未行进一步放化疗。

病例13　左侧额叶中央区间变性星形细胞瘤

一、病情简介

病史： 女性，58岁，因"进行性右上肢无力3月余"入院。患者3月前无明显诱因出现右上肢无力，无意识障碍，无头痛、头晕，无恶性、呕吐，无肢体抽搐等不适，此后感觉右上肢无力较前加重，为求诊治，就诊于我院门诊，门诊检查发现"左侧额叶中央区占位"，收入我院进一步治疗。

专科查体： 入院时神志清楚，双侧瞳孔等大等圆，直径约3 mm，对光反射灵敏，四肢肌张力正常，右上肢肌力4级，余肢体肌张力正常，右上肢感觉减退。生理反射对称引出，病理反射未引出。

影像学检查： 头部MRI检查示左侧中央前回异常信号。增强扫描未强化病灶，多模态MRI提示恶性肿瘤，如图1-79所示。

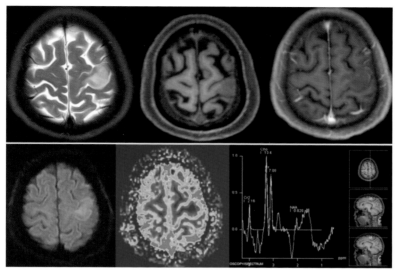

图1-79　术前MRI表现

注：左侧中央前回见长T_2信号斑片影，增强扫描未见强化；磁共振灌注成像（MRP）示灌注未见增加；MRS示NAA/Cho比值明显倒置。

二、临床诊治过程

术前诊断

左侧中央区占位：胶质瘤？

手术治疗过程

入院后完善术前相关检查，在全麻下行"电生理监测下左侧中央区占位性病变切除术"。手术顺利，术后病情稳定，术后功能保留较好，无明显特殊并发症。术后2天复查头部MRI表现如图1-80所示，肿瘤全切除。

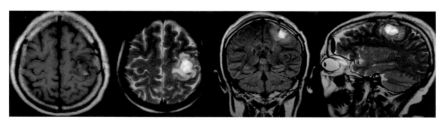

图1-80　术后复查头部MRI表现

注：左侧额叶手术残腔影，病灶全切除。

病理检测

HE染色、免疫组化及分子检测结果如图1-81和表1-13所示。

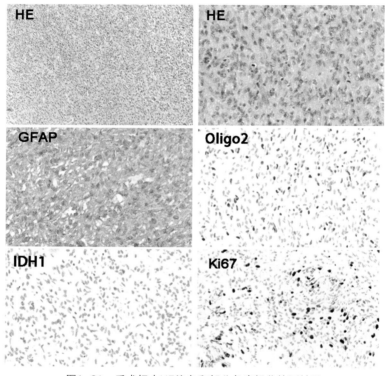

图1-81　手术标本HE染色和部分免疫组化检测结果

表1-13　手术标本病理检测类型及结果

病理检测类型	检测结果
HE染色	见图1-82
免疫组化检测	GFAP（＋）、Oligo2（＋）、P53（少数＋）、H3K27me3（＋）、H3K27M（－）、Syn（－）、BRAF（－）、EMA（－）、ATRX（＋）、IDH1（－），Ki67（＋，约15%）
分子检测	检出MGMT基因启动子区域甲基化 未检出IDH1基因第132密码子突变 未检出IDH2基因第172密码子突变 未检出TERT基因启动子250位点和228位点突变

病理诊断

综合肿瘤组织形态、免疫组化和分子检测结果，按WHO CNS4修订版诊断为间变性星形细胞瘤，*IDH*野生型，WHO 3级。按WHO CNS5建议行*EGFR*基因及7号、10号染色体FISH检测。

术后辅助治疗

术后辅助诊疗方案：同步放化疗后序贯辅助化疗。

同步放化疗方案：采用IGRT+VMAT技术，定位CT与MRI融合图像勾画靶区，放射剂量为PTV 6 000 cGy/30次；放疗期间给予TMZ同步化疗，剂量为120 mg/d［75 mg/（m^2·d）］，每日1次。放化疗期间未见头痛、呕吐及肝功能损害等明显不良反应。

同步放化疗后，给予6周期TMZ序贯辅助化疗。第1周期TMZ剂量为240 mg/d［150 mg/（m^2·d）］，第1~5天应用，每28天为1个周期；患者未出现明显化疗相关不良反应后，继续序贯第2~6周期TMZ治疗，剂量为320 mg/d［200 mg/（m^2·d）］，第1~5天应用，每28天为1个周期。

随访及病情转归

该病例诊治是在WHO CNS5发布之前，患者因未进一步行*EGFR*基因及7号、10号染色体检测，故无法按照WHO CNS5诊断分类，采用WHO CNS4修订版进行诊断。患者术后右侧肢体恢复良好，生活自理，精神状态好，社交能力正常，分别于术后6个月、12个月、24个月复查头部MRI，均未见肿瘤复发征象，分别见图1-82、图1-83、图1-84所示。

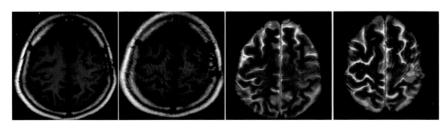

图1-82　术后6个月复查MRI表现

注：左额叶术区见等或稍长T$_1$、长T$_2$信号影。

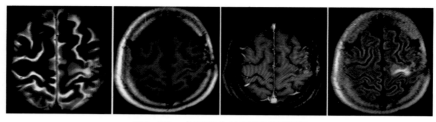

图1-83 术后12个月复查MRI表现

注：左额叶术区见长T_1、长T_2信号影，增强扫描边缘可疑少许强化影。

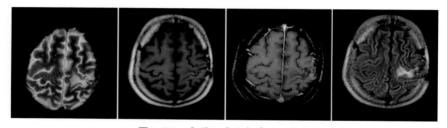

图1-84 术后24个月复查MRI表现

注：左额叶术区见长T_1、长T_2信号影，增强扫描边缘可疑少许强化影。

患者于术后28个月再次出现肢体无力症状，行头部MRI检查发现肿瘤复发（图1-85），患方因未选择再次手术及治疗，病情进行性恶化加重，总生存期为30个月。

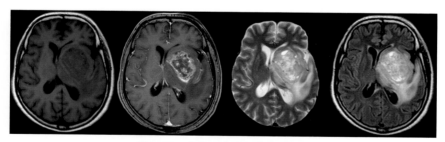

图1-85 术后28个月复查MRI表现

注：左基底节区长T_1、长T_2信号肿块影，不均匀强化，周围脑实质见大片T_2WI及FLAIR高信号影，未见明显强化，左侧脑室受压变窄，中线结构右移。

三、讨论

本病例中患者发现颅内病灶大小仅2 cm，但最终手术的结果仍然是高级别胶质瘤。病灶大小与肿瘤级别并不相关，故不能放松对小病灶的评估，可采取多模态MRI，如果波谱和灌注出现异常，首先要考虑高级别胶质瘤的可能。但肿瘤大小与手术切除程度、手术风险以及预后是相关的。肿瘤越小，手术风险相对就小；肿瘤越小，越容易实现全切除，甚至超全切除。因此肿瘤大小以及手术切除程度是胶质瘤预后的独立预测因素。在临床中，需要患者尽早发现病灶，尽早手术，而不是等肿瘤长大后再手术。

本病例病理诊断为间变性星形细胞瘤，WHO 3级，这是依据WHO CNS4修订版的标准诊断。在2018年的cIMPACT-NOW update 3里，已经具体说明，病理类型为WHO 2级或3级的*IDH*野生型弥漫性星形细胞瘤，如果出现以下分子特征之一，则此类患者预后较差，类似于胶质母细胞瘤，*IDH*野生型：①出现较高的*EGFR*基因扩增；②同时呈现7号染色体扩增和10号染色体缺失；③携带*TERT*启动子的突变。建议诊断为弥漫性星形细胞瘤，*IDH*野生型，分子特征为胶质母细胞瘤，WHO 4级。而在WHO CNS5中，此类患者可直接诊断为胶质母细胞瘤，*IDH*野生型，WHO 4级。本例患者当时未进行*EGFR*基因及7号、10号染色体的检测，还不能排除WHO 4级的可能。

患者是在第一次手术后28个月出现疾病进展复发的，以一个高级别胶质瘤（胶质母细胞瘤）来讲，这个无进展生存期已经远远超过了胶质母细胞瘤的平均无进展生存期，这样良好的预后结果与多学科讨论以及规范化诊疗相关。对于胶质瘤，需要尽早发现，尽早规范化治疗。

第二章
岛叶、基底节区胶质瘤

第一节 概 述

本章主要展示位于岛叶和基底节区的胶质瘤病例。岛叶作为五大脑叶之一，其功能主要包括躯体感觉、内脏感觉、辅助运动、语言发动及情绪处理等。岛叶是胶质瘤的好发部位之一，约有25%的低级别胶质瘤和10%的高级别胶质瘤累及岛叶。岛叶胶质瘤是一类具有特殊部位和独特生物学特性的胶质瘤亚型。由于岛叶毗邻重要的脑功能区域和血管结构，该区域手术难度和风险较大、术后易出现手术相关功能障碍等并发症。颅内相比于大脑半球及岛叶区域，基底节区发生颅内病变相对少见。在基底节区，肿瘤类型以胶质瘤、生殖细胞瘤和海绵状血管畸形等相对多见。通常，发生在基底节区的胶质瘤多合并累及其他邻近部位，如额叶、颞叶、岛叶等区域。由于岛叶和基底节区位置较深，通常肿瘤侵犯多个重要功能部位，在手术处理策略及辅助治疗等方面与大脑半球胶质瘤存在一定差异。

第二节 经典病例解析

病例1 左侧岛叶儿童型弥漫性低级别胶质瘤

一、病情简介

病史： 女性，15岁，因"突发抽搐1次"入院。家属诉患者于1月前无明显诱因出现全身抽搐1次，伴有头痛及意识障碍，持续数分钟后自行缓解，无恶心、呕吐、步态不稳、视力障碍等，之后抽搐症状未再发生，现为行进一步诊治来我院就诊。

专科查体： 神志清楚，对答切题，双侧瞳孔等大等圆，直径约3 mm，对光反射灵敏，双上肢异常抖动，四肢肌力及肌张力正常，生理反射存在，病理反射未引出，脑膜刺激征阴性。

影像学检查： 术前行头部MRI检查示"左侧岛叶囊实性占位，低级别胶质瘤可能，实性结节可见轻度不均匀强化"，如图2-1所示。

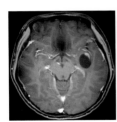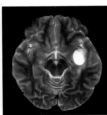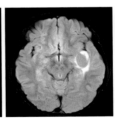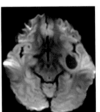

图2-1 术前头部MRI表现

注：左侧岛叶见囊实性占位，T₂WI高信号，FLAIR呈中心等信号，周围高信号，弥散未见受限，增强后呈结节样强化。

二、临床诊治过程

术前诊断

1. 左侧岛叶占位：低级别胶质瘤？寄生虫感染？囊肿？或其他。

2. 继发性癫痫。

手术治疗过程

入院后完善术前相关检查，在全麻下行"左侧岛叶占位切除术"。术中见：病变主要累及岛叶后份，呈囊性、质地软、色灰白、病变边界不清，血供一般。手术顺利，术后病情稳定，无明显手术相关并发症。术后复查头部增强MRI表现如图2-2所示。

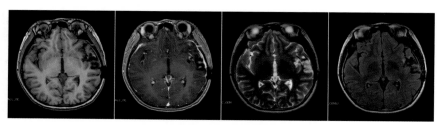

图2-2　术后复查头部增强MRI表现

注：肿瘤完全切除。

病理检测

HE染色、免疫组化及分子检测结果如图2-3和表2-1所示。

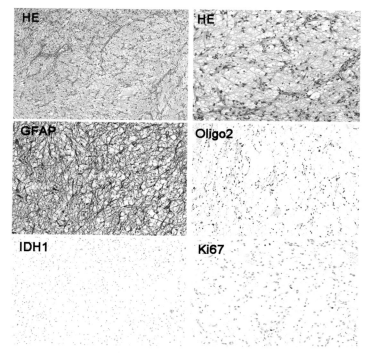

图2-3　手术标本HE染色和部分免疫组化检测结果

表2-1 手术标本病理检测类型及结果

病理检测类型	检测结果
HE染色	见图2-3
免疫组化检测	GFAP（＋）、Oligo2（＋）、BRAF-VE1（－）、ATRX（＋）、IDH1（－）、P53（部分＋）、CD34（－）、NeuN（－）、H3K27M（－）、Ki67（＋，2%）
分子检测	检出KRAS基因3号外显子p.Q61K错义突变 未检出BRAF基因15号外显子点突变 未检出IDH1基因第132密码子突变 未检出IDH2基因第172密码子突变 未检出MGMT基因启动子区域甲基化 未检出TERT基因启动子250位点和228位点突变

病理诊断

综合肿瘤组织形态、免疫组化和分子检测结果，整合诊断为儿童型弥漫性低级别胶质瘤，MAPK信号通路改变型，不排除毛细胞型星形细胞瘤（pilocytic astrocytoma，PA）。

术后辅助治疗

术后辅助诊疗方案：辅助放疗。

放疗方案：采用IGRT+VMAT技术，定位CT与MRI融合图像勾画靶区，放射剂量为PTV 5 400 cGy/27次。放疗期间未见头痛、呕吐等明显放疗相关不良反应。

随访及病情转归

患者规律于我院门诊随访复查，术后癫痫控制未再发作，术后1年复查头部增强MRI未见术区存在异常信号以及肿瘤复发征象，病情稳定。

三、讨论

患儿术前癫痫大发作1次，影像学检查明确提示左侧岛叶占位性病变，术前诊断考虑：低级别胶质瘤？寄生虫感染？囊肿？或其他。患儿术前无手术禁忌证，手术指征明确。病变实性结节位于左侧岛叶内部，经侧裂入路易于暴露病变，有助于最大范围地切除病变。由于岛叶肿瘤周围存在重要大脑供血动脉，如大脑中动脉以及豆纹动脉等，要注意保护血管，超声刀的应用有助于外科医生操作，避免血管以及神经损伤，导致严重脑缺血等手术相关并发症。本病例肿瘤体积不大，采用经侧裂入路可以很好地暴露肿瘤，避免脑皮质损伤，实现了最大范围的安全切除肿瘤。

大脑岛叶是CNS胶质瘤常见的发病部位之一。岛叶位置深在，被覆额颞顶叶皮质，且毗邻解剖结构复杂，与颅内大脑中动脉、豆纹动脉等血管关系密切。最大范围地安全切除岛叶胶质瘤一直是神经外科领域的一大挑战。低级别岛叶胶质瘤患者常伴发继发性癫痫，WHO 2级低级别胶质瘤是岛叶最常见的胶质瘤。切除范围增大对于改善岛叶胶质瘤患者的预后以及继发性癫痫症状具有显著价值。关于岛叶胶质瘤的手术切除策略，Yaşargil等人最早介绍了通过翼点开颅并经侧裂入路切除岛叶以及累及边缘区的胶质瘤的研究，约95%的患者仅存在很轻微的术后并发症并且能够回归日常生活，表明显微手术方法对于岛叶胶质瘤的切除具有较高的安全性。Yaşargil继而根据胶质瘤的病变部位提出了岛叶胶质瘤的首个临床分型。另一项岛叶胶质瘤的队列研究发现，胶质母细胞瘤、高级别以及低KPS是岛叶胶质瘤患者预后较差的危险因素，而年轻（年龄＜40岁），病理级别为1、2、3级，Yaşargil分型为5A/B并向额叶岛盖延伸的肿瘤以及肿瘤切除程度＞90%是岛叶胶质瘤预后良好的因素。继而Berger-Sanai分型的提出进一步规范了岛叶胶质瘤的解剖学分类，该分类方法基于侧裂线和室间孔（Monro孔）的线将岛叶分成4个象限，进而命名为4个解剖区域。Berger-Sanai分型能够指导岛叶胶质瘤手术入路选择，多数肿瘤可经侧裂入路实现肿瘤安全切除；对于跨4区的巨大岛叶肿瘤，经皮质入路利于最大范围地安全切除肿瘤，因为该入路能够最大范围地暴露岛叶以及保护桥静脉。近年来，术中唤醒手术以及皮质（下）电刺激的应用对于改善术后患者神经系统并发症具有显著促进作用。关于岛叶低级别胶质瘤复发相关的预测因素包括首次手术肿瘤切除程度以及肿瘤残留体积等。

儿童型弥漫性胶质瘤在病理学上主要分为两类：儿童型弥漫性低级别胶质瘤以及儿童型弥漫性高级别胶质瘤。需要注意将其与其他弥漫性胶质瘤进行鉴别。其中低级别胶质瘤主要包括四种具有大脑弥漫性生长特性的肿瘤：弥漫性星形细胞瘤，*MYB*或*MYBL1*改变；血管中心型胶质瘤；青少年多形性神经上皮肿瘤；弥漫性低级别胶质瘤，MAPK信号通路改变。这些肿瘤通常存在相互重叠但却无显著特异性的组织学特征。鉴于儿童型弥漫性低级别胶质瘤在组织形态学上的相似性，且肿瘤恶性程度相对较低，导致了肿瘤术后辅助治疗的不确定性。基于分子检测的病理诊断为下一阶段各肿瘤的精准治疗研究提供了分子基础。

病例2 右侧额颞岛叶少突胶质细胞瘤

一、病情简介

病史：女性，39岁，因"反复发作性意识丧失4年余"入院。患者4年前无明显诱因出现意识丧失倒地，持续数分钟后意识自行恢复，期间未出现肢体抽搐及大小便失禁等，同时伴有头昏、精神差以及肢体乏力。4年来上述症状反复发作，病程中无明显头痛、恶心等不适。最近半年，患者自觉定向力、反应较前明显下降或变慢，遂至外院行头部MRI检查发现"右侧额颞岛叶占位"，现为求进一步诊治收入神经外科。

专科查体：生命体征平稳，神志清楚，对答切题，双侧瞳孔等大等圆，直径约3 mm，对光反射灵敏，四肢肌力及肌张力正常，脑膜刺激征阴性，双侧病理征阴性，余未见明显阳性体征。

影像学检查：术前头部MRI检查示病变主要位于右侧岛叶，并累及右侧额颞叶，强化不明显，如图2-4所示。

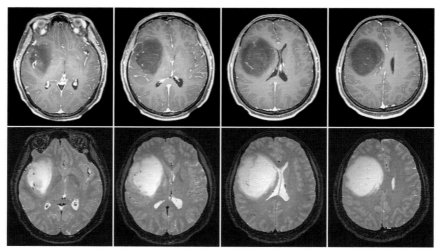

图2-4　术前MRI表现

注：右侧岛叶及额颞叶见稍长T$_2$团块影，增强扫描无明显强化，右侧脑室受压变窄。

二、临床诊治过程

术前诊断

1. 右侧额颞岛叶占位：低级别胶质瘤？

2. 继发性癫痫。

手术治疗过程

入院后完善术前相关检查，在全麻下行"右侧额颞岛叶占位切除术"。手术顺利，术后病情稳定。术后复查头部MRI表现如图2-5所示，显示肿瘤全切除。

病理检测

HE染色、免疫组化及分子检测结果如图2-6和表2-2所示。

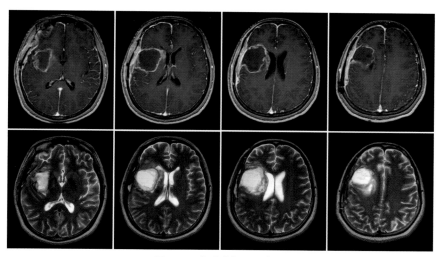

图2-5 术后头部MRI表现

注：右侧额颞岛叶术后，术区前方少许T2WI稍高信号，增强扫描未见确切异常强化。

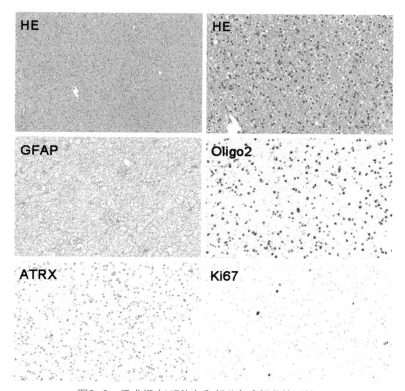

图2-6 手术标本HE染色和部分免疫组化检测结果

表2-2　手术标本病理检测类型及结果

病理检测类型	检测结果
HE染色	见图2-6
免疫组化检测	GFAP（＋）、IDH1（＋）、Oligo2（＋）、ATRX（＋）、H3K27M（－）、P53（＋）、CD34（－）、NeuN（－）、Ki67（＋，5%）
分子检测	检出IDH1基因第132密码子突变（R132H） 未检出IDH2基因第172密码子突变 未检出BRAF基因15号外显子V600E突变 检出1p和19q信号共缺失

病理诊断

综合肿瘤组织形态、免疫组化和分子检测结果，整合诊断为少突胶质细胞瘤，IDH突变和1p/19q共缺失型，WHO 2级。

术后辅助治疗

术后辅助诊疗方案：同步放化疗。

同步放化疗方案：采用IGRT＋适型调强放疗（IMRT）技术，定位CT与MRI融合图像勾画靶区，放射剂量为PTV 5 400 cGy/27次，并给予TMZ同步化疗，剂量为140 mg/d［75 mg/（m²·d）］，每日1次。放化疗期间未见头痛、呕吐及肝功能损害等不良反应。

随访及病情转归

患者术后病情稳定，持续抗癫痫治疗，控制良好未再发作。规律于我院门诊随访复查，术后2年复查头部MRI表现如图2-7所示，病情稳定，未见肿瘤复发。

三、讨论

少突胶质细胞瘤为预后较好的一类弥漫性胶质瘤，由于其多发生于较年轻的患者中且患者的总生存期相对于胶质母细胞瘤患者要长得多，使得在选择手术策略时与胶质母细胞瘤病例有许多差异，尤其是在手术切除程度和功能保护的取舍上。多项针对单中心少突胶质细胞瘤患者队列的报道中均发现，手术切除程度与WHO 2级或3级少突胶质细胞瘤患者的预后并无明确的相关性，针对少突胶质细胞瘤的另一项纳入了SEER数据库中超过3 000例少突胶质细胞瘤患者的研究也发现切除程度与患者的预后之间并无直接的关联，而唯一一项发现手术切除程度与少突胶质细胞瘤患者预后相关的研究则是以切除率达到90%为肿瘤全切除的标准。以上研究说明，虽然手术切除是少突胶质细胞瘤治疗中至关重要的一环，但当肿瘤的切除率在90%以上时，肿瘤切除率的提升或许并不会显著提升患者的总生存期，与此同时，对于功能的保护可能对这部分少突胶质细胞瘤患者来说，优先级高于将切除率从90%提高至95%甚至98%。

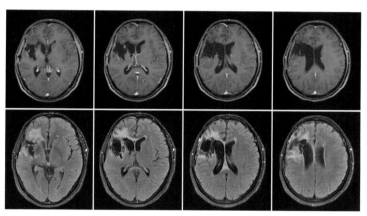

图2-7　术后2年复查头部MRI表现

注：右侧额颞岛叶术后，残腔周围脑实质FLAIR呈稍高信号，未见异常强化灶。

病例3　左侧岛叶弥漫性星形细胞瘤

一、病情简介

病史：男性，51岁，因"头晕6月余，加重伴黑蒙3月余"入院。6月前患者无明显诱因出现头晕，无恶心、呕吐、视物模糊，无四肢功能障碍。3月前患者头晕症状加重，出现一过性黑蒙，每次持续数秒钟，每天发作3~4次，无呕吐、四肢抽搐、四肢功能障碍及大小便失禁等。后于当地医院就诊行头部增强MRI示"左侧岛叶占位"，遂至我院门诊寻求进一步治疗，门诊以"左侧岛叶占位"收入神经外科。

专科查体：入院时神志清楚，对答切题，双侧瞳孔等大等圆，直径约3 mm，对光反射灵敏，四肢肌张力正常、肌力5级，病理征阴性。

影像学检查：术前头部MRI检查示左侧岛叶占位，如图2-8所示。

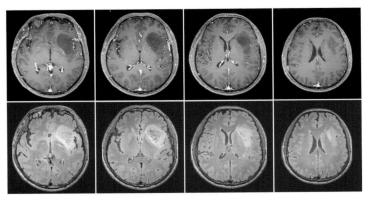

图2-8　术前MRI表现

注：左侧岛叶占位，FLAIR呈高信号，稍混杂，未见强化。

二、临床诊治过程

术前诊断

左侧岛叶占位：胶质瘤？

手术治疗过程

入院后完善术前相关检查，在全麻下行"左侧岛叶占位切除术"。术后病情稳定，术后复查头部MRI表现如图2-9所示。

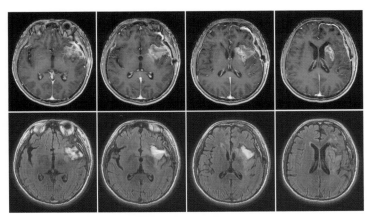

图2-9　术后复查头部MRI表现

注：肿瘤全切除，残腔积血，邻近脑膜增厚强化。

病理检测

HE染色、免疫组化及分子检测结果如图2-10和表2-3所示。

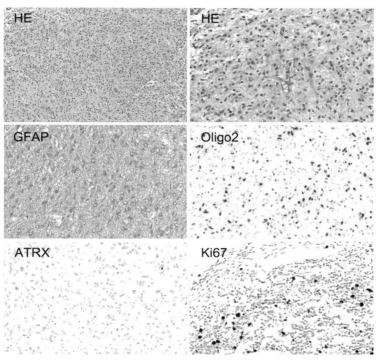

图2-10 手术标本HE染色和部分免疫组化检测结果

表2-3 手术标本病理检测类型及结果

病理检测类型	检测结果
HE染色	见图2-10
免疫组化检测	GFAP（＋）、Oligo2（＋）、ATRX（＋）、H3K27M（－）、Ki67（＋，2%~10%）
分子检测	检出*IDH1*基因第132密码子突变（*R132H*） 未检出*IDH2*基因第172密码子突变 未检出*TERT*基因启动子228位点和250位点突变 检出*MGMT*基因启动子区域弱甲基化 未检出1p信号缺失，未检出19q信号缺失

病理诊断

综合肿瘤组织形态、免疫组化和分子检测结果，整合诊断为弥漫性星形细胞瘤，*IDH*突变型，WHO 2级。

术后辅助治疗

辅助诊疗方案：同步放化疗后序贯辅助化疗。

同步放化疗方案：采用IMRT技术，定位CT与MRI融合图像勾画靶区，放射剂量为PTV 5 400 cGy/30次；并给予TMZ同步化疗，剂量为120 mg/d［75 mg/（$m^2 \cdot d$）］，每日1次。放化疗期间未见头痛、呕吐等明显放疗相关不良反应，未发生肝功能损害等化疗相关不良反应。

同步放化疗后，给予6周期TMZ序贯辅助化疗，剂量300 mg/d［200 mg/（$m^2 \cdot d$）］，第1~5天应用，每28天为1个周期；患者未出现明显化疗相关不良反应。期间患者治疗耐受性良好。

随访及病情转归

患者术后规律于我院门诊随访并复查头部MRI，术后3年复查头部MRI表现如图2-11，未见肿瘤复发征象，目前病情稳定。

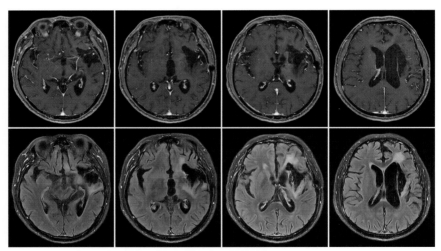

图2-11　术后3年复查头部MRI表现

注：残腔周围见片状FLAIR高信号，未见强化。

三、讨论

针对岛叶胶质瘤的分型，来自世界不同地区的研究者提出了多种观点。Yaşargil在1994年提出按照病变与岛叶以及毗邻结构之间的关系，将岛叶肿瘤分为纯岛叶肿瘤、岛叶–额盖肿瘤、颞底内侧面–岛叶肿瘤以及眶额–岛叶–颞极肿瘤。而Özyurt等人则依据岛叶肿瘤的MRI特征，按照肿瘤在影像中累及的范围将肿瘤分为4型，其中1型为局限于岛叶的肿瘤，即为Yaşargil所描述的纯岛叶肿瘤，2型为除岛叶外累及一个或多个岛盖（额盖、颞盖或顶盖）的肿瘤，3、4型则根据肿瘤是否累及边缘系统以及累及边缘系统区域的数量进行分型。2010年提出的Berger-Sanai分型则通过以侧裂线以及垂直于侧裂线并经过Monro孔的直线将岛叶分为4个区域的方式来对岛叶胶质瘤进行划分，通过肿瘤累及这4个区域的不同组合将肿瘤分为不同类型。来自首都医科大学附属北京天坛医院的江涛团队则按照肿瘤是否累及到壳核将岛叶胶质瘤分为两类，并发现两类岛叶胶质瘤之间的预后存在明显的差异。除此之外还有很多不同分类标准，这些不同的分类标准的依据以及侧重点也不尽相同，但每一种分类标准都可为手术医生提供一定的参考，根据肿瘤的类型制订不同的手术方案以及后续的治疗计划。此外，该患者为*IDH*突变型星形细胞瘤，根据WHO CNS5，此类患者后续应加测*CDKN2A/B*，根据是否存在纯合性缺失来判断其级别。由于该病例手术时间较早，当时我院仍未开展*CDKN2A/B*相关检测。对于*IDH*突变型星形细胞瘤，应尽可能开展*CDKN2A/B*的检测以确定其WHO分级。

病例4 右侧岛叶胶质母细胞瘤

一、病情简介

病史：男性，51岁，主因"头痛3月余"入院。患者3月前无明显诱因出现头部胀痛，定位不明确，可耐受，考虑劳累所致，休息后略有缓解。近期发作频繁，影响休息，遂于外院行头部MRI检查示"右侧额颞岛叶占位性病变"，为求进一步治疗，特来我院就诊。

专科查体：入院时神志清楚，双侧瞳孔等大等圆，直径约3 mm，对光反射灵敏，四肢活动自如，肌力、肌张力、肌腱反射均正常，余未见明显阳性体征。

影像学检查：术前头部MRI检查示右侧岛叶占位，如图2-12所示。

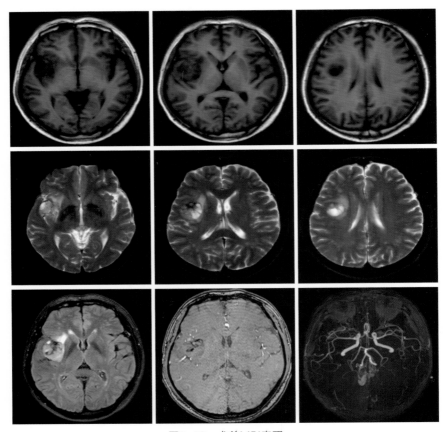

图2-12 术前MRI表现

注：右侧岛叶片团状混杂信号影，以长T₁、长T₂信号为主，FLAIR呈高低混杂信号，头部MRA病灶区血管影稍增多。

二、临床诊治过程

术前诊断

右侧岛叶占位性病变：胶质瘤？

手术治疗过程

入院后完善术前相关检查，在全麻下行"右侧岛叶占位性病变切除术"。手术顺利，术后病情稳定，无明显特殊并发症。术后复查MRI表现如图2-13所示。

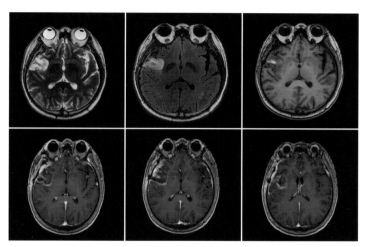

图2-13　术后复查头部MRI表现

注：右侧额颞部骨瓣影，病灶全切除，术区信号混杂，增强扫描边缘呈明显带状强化，邻近脑膜稍增厚。

病理检测

HE染色、免疫组化和分子检测结果如图2-14和表2-4所示。

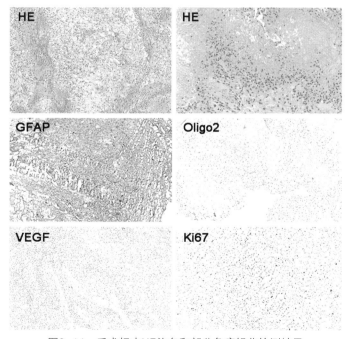

图2-14　手术标本HE染色和部分免疫组化检测结果

表2-4　手术标本病理检测类型及结果

病理检测类型	检测结果
HE染色	见图2-14
免疫组化检测	GFAP（+）、Oligo2（+）、CD34（血管+）、IDH1（-）、P53（+，30%）、ATRX（+）、EGFRⅧ（-）、EGFR（部分+）、VEGFR2（±）、VEGF（±）、PD1（-）、Ki67（+，20%）
分子检测	检出MGMT基因启动子区域甲基化 未检出IDH1基因第132密码子突变 未检出IDH2基因第172密码子突变 未检出TERT基因启动子250位点和228位点突变

病理诊断

综合肿瘤组织形态、免疫组化和分子检测结果，整合诊断为胶质母细胞瘤，*IDH*野生型，WHO 4级。

术后辅助治疗

术后辅助诊疗方案：术后化疗后给予同步放化疗，序贯辅助化疗，并联合TTF。

术后化疗：给予TMZ化疗，剂量140 mg/d［75 mg/（m^2·d）］，每日1次，第1~21天，每28天为1个周期，治疗期间无明显恶心、呕吐等化疗不良反应。

同步放化疗：采用VMAT技术，定位CT与MRI融合图像勾画靶区，放射剂量为PTV 6 000 cGy/30F；放疗期间给予TMZ同步化疗，剂量为140 mg/d［75 mg/（m^2·d）］，每日1次。放化疗期间未见头痛、呕吐等明显放疗相关不良反应，未发生肝功能损害等化疗相关不良反应。

同步放化疗后，给予6周期TMZ序贯辅助化疗，第1周期剂量为280 mg/d［150 mg/（m^2·d）］，后续周期剂量为360 mg/d［200 mg/（m^2·d）］，每日1次，第1~5天应用，每28天为1个周期。期间患者治疗耐受性良好。

TMZ序贯化疗同时联合TTF，进行TTF前的头部电极片定位如图2-15所示。TTF期间，头皮状态稳定，无不适；患者头皮偶有散在红疹，更换贴片间隙休息后缓解，指导患者加强护理后好转。

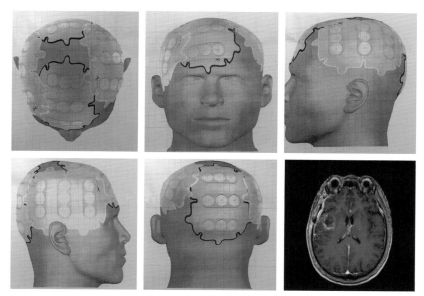

图2-15　进行TTF前的头部电极片定位示意图

随访及病情转归

术后10个月/放疗后8个月多模态MRI示右额颞叶术区残腔边缘，明显强化（图2-16），不排除假性进展可能，故与患者及家属商讨后建议继续观察并定期复查头部MRI。

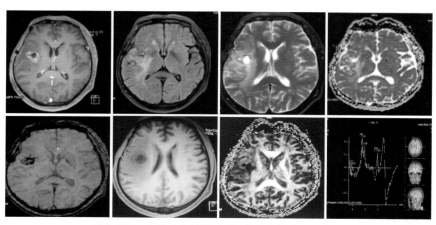

图2-16　术后10个月/放疗后8个月多模态MRI表现

注：右侧额颞叶术区见长T_1、长T_2为主混杂信号影，FLAIR呈高信号，SWI呈低信号（含铁血黄色沉积或合并少量出血），边缘局部弥散受限，增强后边缘不均匀明显强化，MRS示病灶前旁体素NAA/Cho比值倒置。

在标准放化疗基础上，术后34个月复查头部MRI示病灶较前明显缩小（图2-17）。目前TTF累计约46个月，患者病情稳定，生活状态良好。

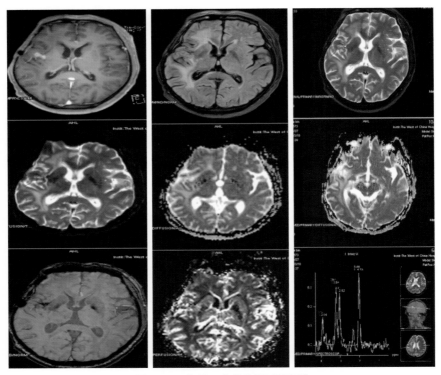

图2-17　术后34个月头部MRI表现

注：右侧额颞岛叶术区高低混杂信号影，增强后局部见结节状强化，未见明显弥散受限，SWI示术区见含铁血黄素沉积。MRS示右侧脑室旁区域NAA/Cho比值未见倒置。

三、讨论

岛叶胶质瘤临床上以低级别胶质瘤多见，常以癫痫为首发症状；高级别胶质瘤发生率较低，且癫痫症状较低级别胶质瘤少见。本例患者系中年男性，诊断为右侧岛叶胶质母细胞瘤，*IDH*野生型，WHO 4级，接受规范化的手术切除同步放化疗联合TTF治疗，近期疗效满意，经验是：①保护脑功能的同时最大范围地切除肿瘤；②进行

TTF，长期疗效有待进一步随访。

TTF作为一种新的治疗方式，能够诱导有丝分裂期的肿瘤细胞凋亡，从而达到治疗肿瘤的目的，可以联合放化疗来显著延长胶质母细胞瘤患者无进展生存期和总生存期。TTF表现出的效果与患者依从性密切相关，当患者每天佩戴TTF仪超过22小时，5年总生存率可提升至29.3%，该例患者使用依从性达到93%，无严重头皮不良反应发生。TTF是安全有效的物理治疗方式，为胶质母细胞瘤的治疗提供了一个新的且可与放化疗互补的方法。目前，胶质母细胞瘤的治疗提倡综合治疗，手术全切除+同步放化疗+TTF是推荐的治疗方案，如果能早期同步进行TTF将提高治疗效果，延长患者总生存期，值得进一步临床研究和应用。

病例5 左侧岛叶星形细胞瘤

一、病情简介

病史：女性，32岁，因"体检发现左侧岛叶占位1年半"入院。患者1年半前体检发现左侧岛叶占位，1月后复查多模态MRI考虑：脱髓鞘病变？低级别肿瘤？炎症？间隔3月后再次复查MRI未见明显变化，遂至神经内外科门诊观察治疗1年余，病灶未见明显变化。后患者及家属经商议后决定行手术治疗，收入神经外科。

专科查体：神志清楚，回答切题，双侧瞳孔等大等圆，直径约3 mm，对光反射灵敏，颈软，四肢肌力、肌张力正常，生理反射对称引出，病理反射未引出。

影像学检查：术前1年前头部多模态MRI表现如图2-18所示，考虑：脱髓鞘病变？低级别肿瘤？炎症？术前1年头部MRI示左侧岛叶病灶与半年前比较未见明显变化。术前头部多模态MRI均显示病灶未见变化（图2-19）。

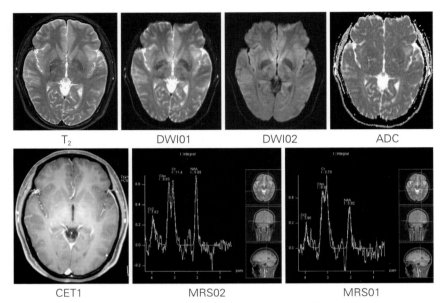

图2-18 术前1年前头部多模态MRI表现

注：左侧岛叶斑片状长T_2信号影，未见弥散受限，未见强化，病灶局部NAA/Cho比值倒置。

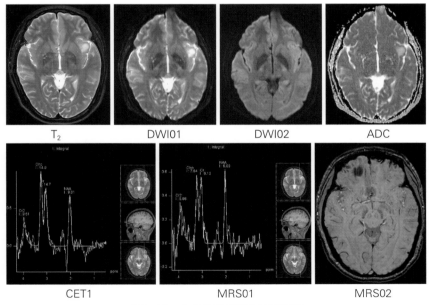

图2-19 术前头部多模态MRI表现

注：左侧岛叶斑片状长T_2信号影，未见弥散受限，病灶局部NAA/Cho比值倒置，SWI未见低信号影。

二、临床诊治过程

术前诊断

左侧岛叶占位：胶质瘤？

手术治疗过程

入院后完善术前相关检查，在全麻下行"左侧岛叶占位性病变切除术"，术中所见如图2-20所示。

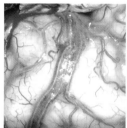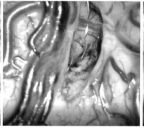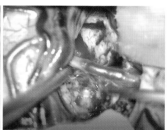

图2-20　术中所见

手术顺利，术后病情稳定，无明显特殊并发症。术后复查头部MRI表现如图2-21所示，显示肿瘤全切除。

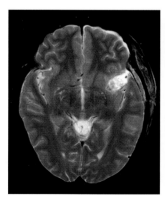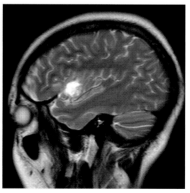

图2-21　术后复查头部MRI表现

注：左侧岛叶病灶全切除。

病理检测

HE染色、免疫组化及分子检测结果如图2-22和表2-5所示。

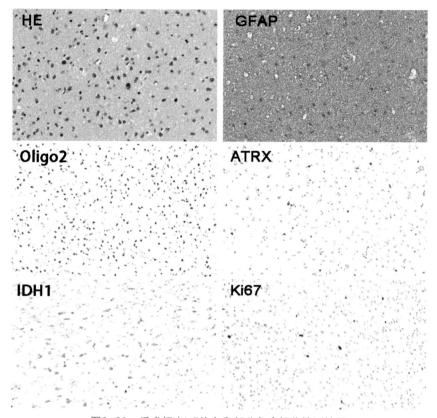

图2-22　手术标本HE染色和部分免疫组化检测结果

表2-5　手术标本病理检测类型及结果

病理检测类型	检测结果
HE染色	见图2-22
免疫组化检测	GFAP（＋）、IDH1（＋）、ATRX（－）、Olig2（＋），Ki67（＋，＜5%）
分子检测	检出IDH1基因第132密码子突变（R132H） 未检出IDH2基因第172密码子突变 未检出MGMT基因启动子区域甲基化 未检出TERT基因启动子250位点和228位点突变 未检出1p/19q信号共缺失 未检出有意义的BRAF基因分离

病理诊断

综合肿瘤组织形态、免疫组化和分子检测结果，整合诊断为星形细胞瘤，*IDH*突变型，WHO 2级。建议行*CDKN2A*基因FISH检测排除高级别胶质瘤可能。

术后辅助治疗

术后辅助诊疗方案：同步放化疗后序贯辅助化疗。

同步放化疗方案：采用IMRT技术，定位CT与MRI融合图像勾画靶区，放射剂量为PTV 5 400 cGy/27次；并给予TMZ同步化疗，剂量为120 mg/d［75 mg/（m^2·d）］，每日1次。放化疗期间未见头痛、呕吐等明显放疗相关不良反应，未发生肝功能损害等化疗相关不良反应。

同步放化疗后，给予6周期TMZ序贯辅助化疗，具体方案：第1周期TMZ剂量为240 mg/d［150 mg/（m^2·d）］，第1~5天应用，每28天为1个周期；患者未出现明显化疗相关不良反应后，继续序贯第2~6周期TMZ治疗，剂量为320 mg/d［200 mg/（m^2·d）］，第1~5天应用，每28天为1个周期。期间患者治疗耐受性良好。

随访及病情转归

术后15个月患者精神状态好，社交能力正常，复查头部MRI表现如图2-23所示。

术后4年复查头部MRI表现如图2-24所示，颅内病情仍稳定无异常。

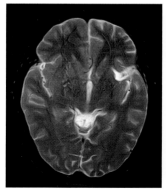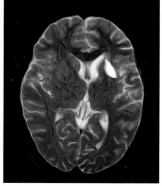

图2-23 术后15个月复查头部MRI表现

注：左侧岛叶术区软化灶形成，未见肿瘤复发征象。

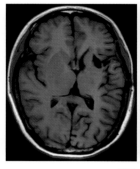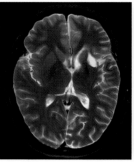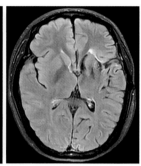

图2-24　术后4年复查头部MRI表现

注：左侧岛叶术区软化灶，未见肿瘤复发征象。

三、讨论

　　体检的普及以及MRI的广泛应用，导致体检发现颅内小病灶的概率大大增加。这些小病灶有些是比较明显的先天性改变，比如囊肿；有些是早期外伤或出血遗留下来的痕迹，如软化灶；有一些是不明原因的炎性病变；但还有一些，可能是早期的胶质瘤。对于前两种情况，容易识别，并且不需要特别处理，但对于后面两种情况，早期诊断困难，且如不及时处理，可能带来较大的影响。既往文献报道，从正常人群MRI检查结果中发现脑内异常信号的比例为5%~20%，并且老年人发现异常信号的概率更高。尽管这些异常信号绝大多数都无临床意义和处理的必要，但其中占比0.5%~2.0%的肿瘤以及占比约0.3%的脑血管病是需要及时治疗的。2022年最近一项多中心关于MRI偶然发现的颅内病灶分布情况的临床荟萃，综述了34项临床研究，总共40 777例检查报告。阳性发现主要包括肿瘤性病变和血管性病变。肿瘤中主要是脑膜瘤（排第一位）、胶质瘤和垂体瘤，其他占比较少的是蛛网膜囊肿和松果体囊肿。在血管病中，动脉瘤的发现率最高，其次是海绵状血管瘤。以上这些发现随着年龄的增加，诊出率是逐步上升的。但胶质瘤是例外，可能与儿童型胶质瘤仍然有一定发生概率有关。

　　对于这些偶然发现的胶质瘤，多数是早期的小病灶的低级别胶质瘤，尚无临床症状，是否立即手术目前还没有明确的定论，主流的观点有三种：①密切观察，如果病变有变化及进展，需立即手术，这是大多数的临床决定；②可以根据现有的影像资料，特别是多模态MRI，判断病变恶性程度或进展的可能性大小来决定是否手术，这是美国加州大学旧金山分校Micheal Berger等教授的主张；③还有一种是以法国Hugues Duffau教授为主的意见，对于偶然发现的可能为胶质瘤的小病灶，应该采取预防性手术切除。对于最后一种观点，如果病灶病理不是胶质瘤，可能有医疗过度之嫌。但对于胶质瘤来讲，早期切除确实利大于弊。在病灶小的时候早期手术，不仅可以扩大切除范围，也有利于脑功能保护，改善临床预后和总生存期，还可以防止病灶长大后的肿瘤级别进展。目前确实还没有相应的临床试验证据支持的指南来指导此类疾病的诊治。我们更加倾向于第二种或第三种处理策略，对于疑似胶质瘤的病灶采取较为积极的态度。

此外，该病例的病理结果是*IDH*突变型的，根据WHO CNS5建议行*CDKN2A*基因FISH检测排除高级别胶质瘤可能。该患者未进一步行该检查，故未能进一步排除高级别胶质瘤的诊断。

综上，对于临床发现的无症状小病灶疑似胶质瘤的，要谨慎对待，既不能置之不顾，一味观察，也不能一刀切，武断地手术，应采取慎重的评价态度和科学的评价策略，并结合自身的手术条件，进行综合决策。

病例6　右侧额颞岛叶复发胶质母细胞瘤

一、病情简介

病史：男性，29岁，因"胶质瘤术后1年余，阵发性头痛、恶心2月"入院。患者曾因颅内占位于我院行"右侧额颞岛叶占位切除术"，术后病理提示"弥漫性星形细胞瘤，*IDH*突变型，WHO 2级"，术后未行放化疗，定期门诊复查。2月前无诱因出现头痛，阵发性胀痛，发作无明确时间规律，发作同时感恶心，未呕吐，伴有心慌、视物闪光感。复查头部MRI示"颅内占位，疑似肿瘤复发"。以"右侧额颞岛叶胶质瘤复发"再次收住入院。

专科查体： 入院时神志清楚，双侧瞳孔等大等圆，直径约3 mm，对光反射灵敏，四肢活动自如，肌力、肌张力、肌腱反射均正常，余未见明显阳性体征。

影像学检查： 第一次术前头部MRI检查示右侧额颞岛叶占位，如图2-25所示。

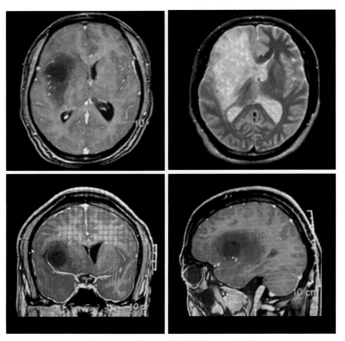

图2-25　第一次术前头部MRI表现

注：右侧额颞岛叶见不规则团块状不均匀长T$_2$信号，增强后，周围血管影显示增多、增粗，团块影未见强化，病灶占位明显，邻近左侧基底节区及左侧脑室受压，中线结构左偏。

二、临床诊治过程

（一）第一次手术

第一次术前诊断

右侧额颞岛叶占位：胶质瘤？

第一次手术治疗过程

入院后完善术前相关检查，在全麻下行"右侧额颞岛叶占位切除术"。手术顺利，术后病情稳定。第一次术后复查头部MRI表现如图2-26所示。

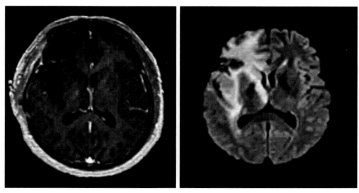

图2-26 第一次术后复查头部MRI表现

注：右侧额颞岛叶、右侧基底节见DWI高信号，增强扫描病灶内及边缘见轻度环状强化，邻近左侧基底节区及左侧脑室稍受压，中线结构居中。

第一次术后病理检测

HE染色、免疫组化及分子检测结果如图2-27和表2-6所示。

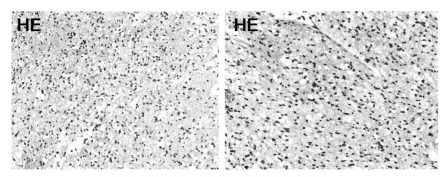

图2-27 第一次手术标本HE染色检测结果

表2-6 第一次手术标本病理检测类型及结果

病理检测类型	检测结果
HE染色	见图2-27
免疫组化检测	GFAP（＋）、Oligo2（＋）、ATRX（－）、IDH（＋）、EMA（－）、P53（灶+）、Ki67（+，＜5%）

续表

病理检测类型	检测结果
分子检测	检出*IDH1*基因第132密码子突变 检出*MGMT*基因启动子区域甲基化 未检出*BRAF*基因15号外显子点突变 未检出*IDH2*基因第172密码子突变 未检出*TERT*基因启动子250位点和228位点突变

第一次病理诊断

综合肿瘤组织形态、免疫组化和分子检测结果，整合诊断为弥漫性星形细胞瘤，*IDH*突变型，WHO 2级。建议行*CDKN2A*基因FISH检测排除高级别胶质瘤可能。

第一次术后辅助治疗及随访

第一次术后患者未行辅助放化疗，采取中药治疗。该病例家属也未进一步行*CDKN2A*的分子检测。术后4个月复查头部MRI示术后改变，未见明显肿瘤组织。术后1年复查头部MRI表现如图2-28所示，考虑术后肿瘤复发，拟行第二次开颅手术。

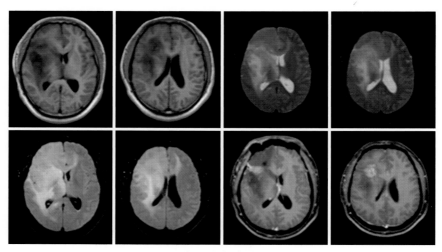

图2-28 术后1年复查头部MRI表现

注：右侧额颞岛叶、基底节、丘脑、大脑脚、边缘叶大片混杂长T_1、长T_2信号，FLAIR呈高信号，增强扫描右侧额叶见结节状强化，胼胝体膝部及左侧额叶受累，有占位效应，右侧脑室受压变窄，中线稍左偏。

（二）第二次手术

第二次术前诊断

右侧额颞岛叶占位：胶质瘤术后复发？

第二次手术治疗过程

入院后完善术前相关检查，在全麻下行"右侧额颞岛叶巨大占位切除术"。术后24小时复查CT示术区未见明显出血等特殊征象（图2-29）。

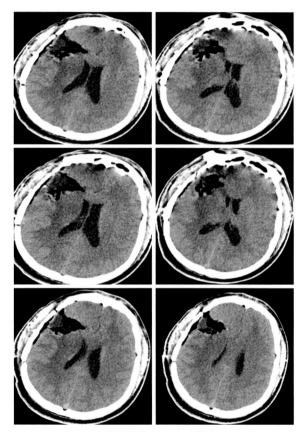

图2-29　第二次术后24小时复查CT表现

　　注：右侧额颞部骨瓣影，邻近头皮软组织肿胀、积气，骨瓣下积气、积液，右侧额颞叶手术残腔形成，其内积气，周围见大片稍低密度影。

第二次术后病理检测

HE染色、免疫组化及分子检测结果如图2-30和表2-7所示。

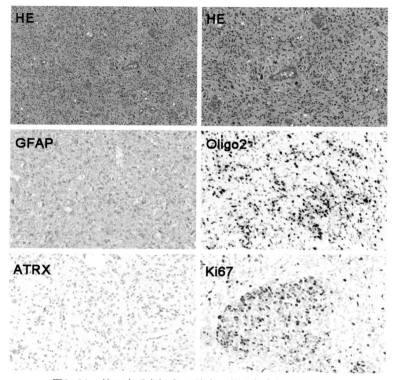

图2-30　第二次手术标本HE染色和部分免疫组化检测结果

表2-7　第二次手术标本病理检测类型及结果

病理检测类型	检测结果
HE染色	见图2-30
免疫组化检测	GFAP（＋）、Oligo2（＋）、ATRX（部分＋）、Ki67（＋，约40%）、H3K27M（－）、P53（＋，70%）
分子检测	检出*IDH1*基因第132密码子突变（*R132H*） 未检出*IDH2*基因第172密码子突变 检出*MGMT*基因启动子区域甲基化 未检出*BRAF*基因15号外显子点突变 未检出*TERT*基因启动子250位点和228位点突变

第二次病理诊断

　　综合肿瘤组织形态、免疫组化和分子检测结果，整合诊断为星形细胞瘤，*IDH*突变型，WHO 4级。

第二次术后辅助治疗

该患者为星形细胞瘤，*IDH*突变型，WHO 2级术后复发，病理升级为星形细胞瘤，IDH突变型，WHO 4级。第二次术后按照高级别胶质瘤给予辅助治疗，辅助诊疗方案：术后化疗后给予同步放化疗，序贯辅助化疗。

第二次术后化疗方案：TMZ剂量为140 mg/d［75 mg/（$m^2 \cdot d$）］，每日1次，连续服用14天。

第二次术后同步放化疗方案：采用IGRT+VMAT技术，定位CT与MRI融合图像勾画靶区，放射剂量为PTV 6 000 cGy/30次；放疗期间给予TMZ同步化疗，剂量为140 mg/d［75 mg/（$m^2 \cdot d$）］，每日1次。放化疗期间未见头痛、呕吐等明显放疗相关不良反应，未发生肝功能损害等化疗相关不良反应。

第二次术后同步放化疗后，给予6周期TMZ序贯辅助化疗。第1周期TMZ剂量为280 mg/d［150 mg/（$m^2 \cdot d$）］，第1~5天应用，每28天为1个周期；患者未出现明显化疗相关不良反应后，继续序贯第2~6周期TMZ治疗，剂量为360 mg/d［200 mg/（$m^2 \cdot d$）］，第1~5天应用，每28天为1个周期。治疗期间患者治疗耐受性良好。

第二次术后随访及病情转归

第二次术后半年电话随访，患者病情稳定，生活质量良好。

三、讨论

患者为青年男性，第一次术前头部MRI增强扫描见病变强化不明显，但边界清晰，中央低信号，可能发生囊变坏死，肿瘤发生位置及生物学特性符合星形细胞瘤，倾向低级别。初次手术全切除肿瘤，切除程度满意，术后组织病理检测显示病理标本肿瘤细胞密度低，Ki67小于5%，形态学为星形细胞瘤2级，故诊断为弥漫性星形细胞瘤，*IDH*突变型，WHO 2级，很遗憾在此基础上患者没有配合完成*CDKN2A*基因FISH检测排除高级别胶质瘤可能，导致初次手术分子病理诊断依据并不完善。此外，术后该患者没有进行规范性放化疗，这可能是肿瘤在短期内复发并且肿瘤分级恶化的主要原因。在初次手术后4个月复查MRI未见环状强化；而术后1年的MRI见颅内占位效应明显，右侧脑室受压严重，病变向对侧基底节、半卵圆中心浸润，尤其是新增右侧额叶上部环状强化信号，该区域在初次发病时并不是手术区域，故不能用术后反应引起影像改变解释，提示肿瘤性质恶化。第二次术后组织病理形态为典型的4级肿瘤形态，细胞异形性很大，Ki67阳性率约40%，相比首次手术明显增加，分子检测*IDH*阳性，诊断为星形细胞瘤，*IDH*突变型，WHO 4级。

该病例的治疗效果差，经验总结如下：①第一次术后复查提示肿瘤切除程度满意，但手术方案仍不够完美，如手术切除范围不够大，术中可以打开岛环沟切除更多额叶浸润肿瘤及水肿脑组织，复发后的影像主要强化在额叶部分，提示即使是2级胶质瘤，除少数惰性（例如毛细胞型星形细胞瘤、少突胶质细胞瘤），还是要最大范围地安全切除；额叶入路导致岛叶后分包括侵袭海马回附近的肿瘤组织切除程度不够满意。②患者术后未做放化疗，选择吃中药，提示术后标准、规范的放化疗非常重要。③低度浸润性胶质瘤（WHO 2级）部分会进展为高级别胶质瘤（WHO 3级和4级）。少突胶质细胞瘤占5%，星形细胞瘤占17.4%。初次诊断的影像及病理分析预测肿瘤不应该在短短一年快速进展，由于初次术后缺乏*CDKN2A*基因FISH检测，不能排除根据初次分子病理诊断为星形细胞瘤，WHO 4级，但这一推测与影像学特征和*IDH*突变矛盾，此外，不能排除组织取材因素导致初次组织病理为低级别胶质瘤形态，加之与影像判断吻合形成了我们对肿瘤分级的固化印象。第二次术后的病理特征是典型的星形细胞瘤，WHO 4级，究竟是初次发病的真实状态还是肿瘤恶性程度的升级不得而知。④ATRX第一次缺失，ATRX第二次部分未缺失，既往认为可能是化疗药物诱发突变，但此患者未做放化疗，中药较复杂暂不考虑其影响，还需动态观察研究。ATRX的动态变化，同样证实肿瘤的恶性程度更高，预后更差。

本病例再次警示我们完善术后分子病理检测，并依据整合病理诊断进行规范化放化疗的重要性；胶质瘤的异质性特征，要求我们在诊疗实践中遵循指南的标准化治疗，还要对每一例进行思考，"异中求同，同中求异"。

病例7　右侧额颞岛叶及基底节区胶质母细胞瘤

一、病情简介

病史：男性，25岁，因"头痛1天余"入院。患者1天前无明显诱因出现头痛，伴有恶心、呕吐，至当地医院行头部CT检查提示"右侧额颞岛叶占位性病变"，后患者及其家属为求进一步治疗至我院急诊，急诊完善相关检查后转入神经外科。

专科查体：神志清楚，对答切题，双侧瞳孔等大等圆，直径约3 mm，对光反射灵敏，四肢肌力及肌张力未见明显异常，生理反射存在，双侧病理征阴性，脑膜刺激征阴性。

影像学检查：术前头部MRI检查示右侧额颞岛叶及基底节区占位，如图2-31所示。

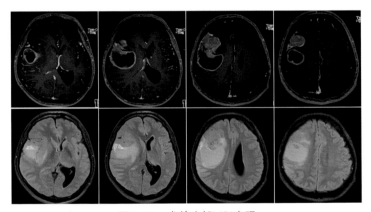

图2-31　术前头部MRI表现

注：右侧额颞岛叶及基底节区见囊实性混杂信号肿块影，FLAIR呈等、高信号，实性成分不均匀明显强化，囊壁厚、均匀伴强化，病灶有占位效应，右侧脑室受压变窄，中线结构左偏，左侧脑室扩张、积水。

二、临床诊治过程

术前诊断

右侧额颞岛叶及基底节区占位：胶质瘤？

手术治疗过程

入院后完善术前相关检查，在全麻下行"右侧额颞岛叶、基底节区占位切除术"。手术顺利，术后72小时内复查头部MRI表现如图2-32所示。

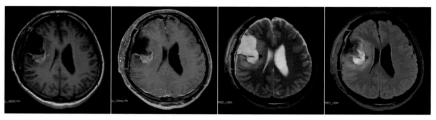

图2-32　术后复查头部MRI表现

注：右侧额颞顶部骨瓣影，术区信号混杂，周缘见不规则T_2WI、FLAIR高信号影，增强扫描术区后方见强化结节。

病理检测

HE染色、免疫组化及分子检测结果如图2-33和表2-8所示。

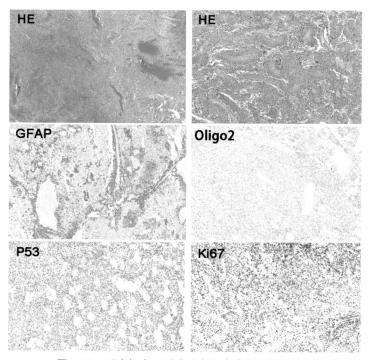

图2-33　手术标本HE染色和部分免疫组化检测结果

表2-8 手术标本病理检测类型及结果

病理检测类型	检测结果
HE染色	见图2-33
免疫组化检测	GFAP（部分+）、Oligo2（-）、ATRX（+）、EMA（-）、INI1（+）、BRG（+）、CD34（-）、CD99（-）、S100（-）、P53（+，95%）、Ki67（+，50%）
分子检测	检出*MGMT*基因启动子区域甲基化 检出*TERT*基因启动子228位点突变，未检出250位点突变 未检出*IDH1*基因第132密码子突变 未检出*IDH2*基因第172密码子突变

病理诊断

综合肿瘤组织形态、免疫组化和分子检测结果，整合诊断为胶质母细胞瘤，*IDH*野生型，WHO 4级。

术后辅助治疗

术后辅助诊疗方案：同步放化疗后序贯辅助化疗，并联合TTF。

术后放疗前复查头部MRI表现如图2-34所示。

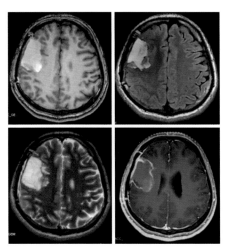

图2-34 术后放疗前复查头部MRI表现

注：术后残腔积血，周围见环形强化。

同步放化疗方案：采用IGRTT+VMAT技术，定位CT与MRI融合图像勾画靶区，放射剂量为PTV 6 000 cGy/30次；放疗期间给予TMZ同步化疗，剂量为150 mg/d［75 mg/（m² · d）］，每日1次。放化疗期间未见头痛、呕吐等明显放疗相关不良反应，未发生肝功能损害等化疗相关不良反应。

同步放化疗后，给予6周期TMZ序贯辅助化疗。第1周期TMZ剂量为300 mg/d［150 mg/（m² · d）］，第1~5天应用，每28天为1个周期；患者未出现明显化疗相关不良反应后，继续序贯2~6周期TMZ治疗，剂量为400 mg/d［200 mg/（m² · d）］，第1~5天应用，每28天为1个周期。治疗期间患者治疗耐受性良好。

患者有采用TTF指征，同步放化疗结束后进行TTF，TTF仪佩戴期间头皮状态稳定，偶有散在红疹，更换贴片间隙休息后缓解，指导患者加强护理后好转。

随访及病情转归

术后患者无明显功能障碍，KPS为100分，定期佩戴TTF仪，未出现头皮局部不良反应，至术后20个月复查头部MRI表现如图2-35所示，未见肿瘤复发征象，门诊定期随访。

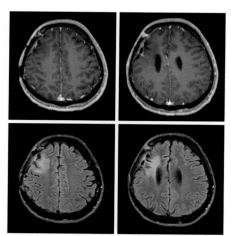

图2-35　术后20个月复查头部MRI表现

注：术区周围脑实质未见异常强化，FLAIR呈高信号。

三、讨论

患者因出现头痛、呕吐等颅内压增高表现入我院急诊，术前仅有急诊增强MRI检查提示中线有移位，影像学特征包括病灶强化，是一个较为典型的胶质母细胞瘤表现，手术切除肿瘤后72小时内复查MRI，病变切除程度满意，术后分子病理发现GFAP部分阳性，*IDH*野生型，*TERT*突变型，Ki67阳性率达到50%，综合诊断为胶质母细胞瘤，WHO 4级，与术前影像判断相吻合，且属于其中预后最差的亚型。术后按照胶质母细胞瘤的标准放疗方案进行靶区勾画，在GTV外扩2.5 cm为CTV，CTV外扩0.3 cm为PTV，放疗总剂量为6 000 cGy。完成同步放化疗后进行TTF，患者整体依从性好，目前病情稳定。

按照国内外最新相关指南，胶质瘤治疗需要神经外科、影像科、放疗科、肿瘤科、病理科和康复科等多学科合作，遵循循证医学原则，同时采取个体化综合治疗，优化和规范治疗方案，尽可能延长患者的无进展生存期和总生存期，提高生活质量。

病例8　右侧颞岛叶及基底节区胶质母细胞瘤

一、病情简介

病史： 女性，56岁，主因"视物模糊1年余"入院。患者1年前无明显诱因出现视物模糊，无视野缺损，伴记忆力下降，自述无法辨认道路。2月前出现失眠，后到当地医院进行治疗，经内科治疗后好转。无头痛、头晕、恶心、呕吐等不适，无肢体抽搐及大小便失禁，无四肢乏力及肢体抽搐等症状。患者前往当地医院行头部MRI检查示"右侧颞岛叶及基底节区占位"。为求进一步诊治，就诊于我院。既往对青霉素过敏。患者曾于9年前及2月前出现一过性晕厥，送医后具体诊疗经过不详。

专科查体： 入院时神志清楚，双侧瞳孔等大等圆，直径约3 mm，对光反射灵敏。粗测视力下降，视野无缺损。四肢活动自如，肌力、肌张力、肌腱反射均正常，余未见明显阳性体征。

影像学检查： 术前头部MRI检查示右侧颞岛叶及基底节区占位，如图2-36所示。

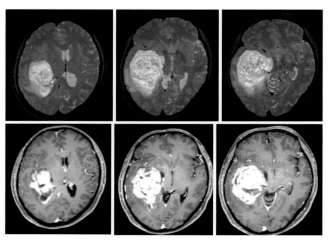

图2-36　术前头部MRI表现

注：右侧颞岛叶及基底节区长T_2肿块影，信号稍混杂，增强扫描肿块明显不均匀强化。

二、临床诊治过程

术前诊断

右侧颞岛叶及基底节区占位：胶质瘤？

手术治疗过程

入院后完善术前相关检查，在全麻下行"手术导航下右侧颞岛叶、基底节占位切除术"。手术顺利，术后病情稳定。术后72小时内复查头部MRI表现如图2-37所示。

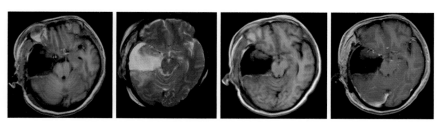

图2-37　术后复查头部MRI表现

注：右侧颞岛叶区域见术后残腔，残腔后方少许片状T_2WI高信号影，未见强化。

病理检测

HE染色、免疫组化及分子检测结果如图2-38和表2-9所示。

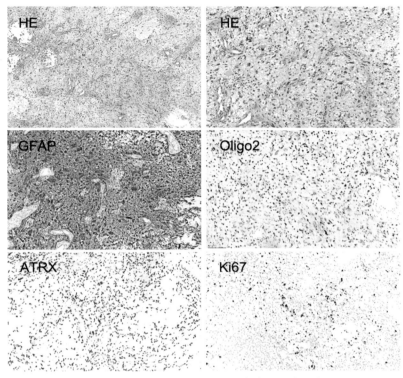

图2-38　手术标本HE染色和部分免疫组化检测结果

表2-9　手术标本病理检测类型及结果

病理检测类型	检测结果
HE染色	见图2-39
免疫组化检测	GFAP（+）、Oligo2（+）、ATRX（+）、IDH1（-）、P53（+）、BRAF^{V600E}（-）、EMA（-）、H3K27me3（+）、H3K27M（-）、Ki67（+，15%）
分子检测	检出*MGMT*基因启动子区域甲基化 未检出*IDH1*基因第132密码子突变 未检出*IDH2*基因第172密码子突变 未检出*TERT*基因启动子250位点和228位点突变

病理诊断

综合肿瘤组织形态、免疫组化和分子检测结果，整合诊断为胶质母细胞瘤，*IDH*野生型，WHO 4级。

术后辅助治疗

术后辅助诊疗方案：同步放化疗后序贯辅助化疗，并联合TTF。

术后1个月复查头部MRI表现如图2-39所示。

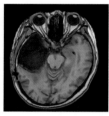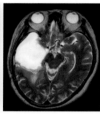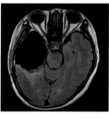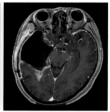

图2-39 术后1个月复查头部MRI表现

注：右侧额顶颞部骨瓣影，右侧颞岛叶区域见术后残腔，术区后方少许稍长T₁、长T₂信号影，FLAIR呈稍高信号，增强扫描见结节状强化。

同步放化疗方案：采用IGRT+VMAT技术，定位CT与MRI融合图像勾画靶区，放射剂量为PTV 6 000 cGy/30次；放疗期间给予TMZ同步化疗，剂量为120 mg/d［75 mg/（m² · d）］，每日1次。放化疗期间未见头痛、呕吐等明显放疗相关不良反应，未发生肝功能损害等化疗相关不良反应。

同步放化疗后，给予6周期TMZ序贯辅助化疗。第1周期TMZ剂量为240 mg/d［150 mg/（m² · d）］，第1~5天应用，每28天为1个周期；患者未出现明显化疗相关不良反应后，继续序贯第2~6周期TMZ治疗，剂量为320 mg/d［200 mg/（m² · d）］，第1~5天应用，每28天为1个周期。治疗期间患者治疗耐受性良好。

随访及病情转归

患者术后病情稳定，依从性较好，术后8个月复查头部MRI表现如图2-40所示。

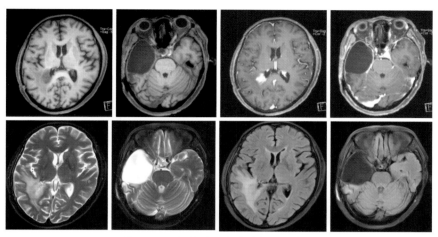

图2-40 术后8个月复查头部MRI表现

注：右侧颞岛叶区域见术后残腔。右侧脑室旁见结节状、片状长T_1、稍长T_2信号影，增强扫描见强化结节。

术后10个月复查头部MRI表现如图2-41所示，多系肿瘤复发。遂参加全国多中心复发胶质母细胞瘤TTF临床试验，随机进入试验组接受治疗，治疗方案为TTF联合TMZ剂量密度方案。TMZ更换为剂量密度方案给予6周期治疗：化疗剂量为200 mg/d，每日1次，第1~7天和第15~21天应用。

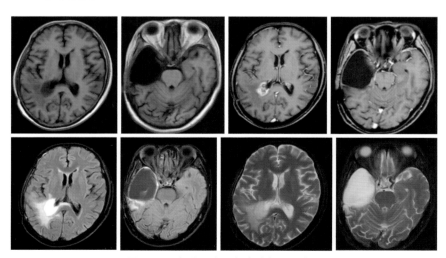

图2-41 术后10个月复查头部MRI表现

注：右侧颞岛叶区域见术后残腔，右侧脑室旁见结节状、片状长T_1、稍长T_2信号影，增强扫描见强化结节。

术后16个月复查头部MRI表现如图2-42所示，显示术区病灶较前未见明显变化，病情相对稳定，继续密切随访。

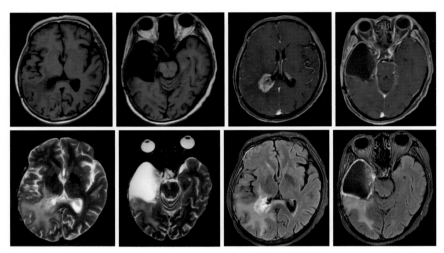

图2-42 术后16个月复查头部MRI表现

注：右侧颞岛叶区域见术后残腔，右侧脑室三角部见结节状、片状长T$_1$、稍长T$_2$信号影，增强扫描见强化结节。

三、讨论

患者为中老年女性，因右侧颞岛叶及基底节区巨大占位性病变入院，手术全切除肿瘤；术后病理提示胶质母细胞瘤，*MGMT*基因启动子区域甲基化，*IDH*野生型，WHO 4级。术后常规放疗加TMZ化疗同步6周，然后TMZ序贯治疗。术后10个月右侧脑室旁见结节状、片状长T$_1$、稍长T$_2$信号影，增强扫描见强化结节，考虑肿瘤复发，继续采用TMZ治疗联合TTF。继续随访至术后16个月，患者病情稳定，生活状态良好，病灶较前未见增加，体现了规范化治疗和积极的电场辅助治疗确定可以给患者带来生存获益。

目前NCCN指南和中国胶质瘤诊疗指南推荐胶质母细胞瘤的一线治疗方案包括手术、放疗、化疗及TTF。该病例接受了规范的综合治疗，获得了较好的肿瘤控制，毒副反应可接受。放疗、化疗及TTF作为胶质母细胞瘤术后辅助治疗的主要方法，目前推荐放疗后早期即可开始使用TTF，及时联合运用有利于促进各治疗模式的协同作用，进一步改善患者的预后。TTF作为新的治疗手段，通过特定频率的交变电场干扰细胞的有丝分裂达到控制肿瘤的目的。数据显示，TTF表现出的效果与依从性密切相关，当患者每天穿戴TTF仪超过22小时，5年总生存率可提升至29.3%，几乎是单独使用TMZ 5年总生存率的6倍。在整个治疗过程中，患者安全性整体良好，大多数反应为佩戴区域局部皮肤红疹，使用糖皮质激素药膏涂抹，不影响TTF仪的使用。降低放疗副反应尤其是皮肤副反应在临床实践中有利于放疗后TTF的早期运用，提高患者的依从性及疗效。对于复发的胶质母细胞瘤，尽管EF-11研究结果未能显示TTF对患者有生存获益，但该研究中有部分多次复发的胶质母细胞瘤病例，可能对预后有一定的影响。本例患者参加的全国多中心复发胶质母细胞瘤TTF临床试验，纳入标准为多形性胶质母细胞瘤经标准治疗后首次复发，对探索TTF对复发胶质母细胞瘤的治疗价值有积极的意义。

第三章
丘脑、脑干及松果体区胶质瘤

第一节 概 述

由于丘脑、脑干及松果体区等中线部位胶质瘤的位置特殊性，以及具有弥漫浸润性的生物学特性和特殊的分子特征，WHO CNS4修订版首次单独提出一个新的分类，即"弥漫性中线胶质瘤，*H3K27M突变*"这个诊断类型，在WHO CNS5版本中，进一步修订为"弥漫性中线胶质瘤，*H3K27变异型*"，WHO分级均为4级。通常发生在丘脑、脑干等中线部位的胶质瘤具有较差的预后，尤其是具有*H3K27M突变*等分子特征的预后更差。

丘脑、脑干及松果体区等中线部位的胶质瘤，由于位置深在、周围毗邻重要功能区域和血管结构，手术切除通常具有较高的难度和风险，在临床诊疗策略上与大脑半球胶质瘤存在一定的差异。

第二节 经典病例解析

病例1 右侧丘脑弥漫性中线胶质瘤

一、病情简介

病史：女性，25岁，因"左侧肢体麻木伴视物模糊1月余"入院。患者1月前无明显诱因出现左侧肢体麻木，呈持续性，无明显疼痛、肿胀，同时伴有视物模糊。无头晕、头痛，无呕吐、意识障碍等。于当地医院就诊行头部MRI检查提示"右侧丘脑占位性病变"。为求进一步诊治来我院，门诊以"右侧丘脑占位"收入院。

专科查体： 入院时神志清楚，双侧瞳孔等大等圆，直径约3 mm，对光反射灵敏，四肢肌张力正常，肌力5级，左侧肢体深、浅感觉反射减弱；右侧正常，病理征阴性。

影像学检查： 术前头部MRI检查示右侧丘脑占位（图3-1）。

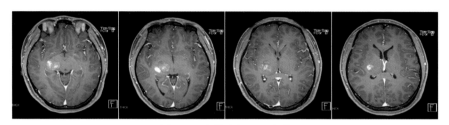

图3-1 术前头部MRI表现

注：右侧丘脑及海马不均匀强化肿块，有轻度占位效应。

二、临床诊治过程

术前诊断

右侧丘脑占位：胶质瘤？淋巴瘤？

手术治疗过程

根据患者临床症状及相关检查，患者右侧丘脑占位考虑肿瘤性病变：胶质瘤或淋巴瘤可能。经与患者及家属充分沟通后，同意选择手术治疗，遂完善术前相关检查，在全麻下行"右侧丘脑占位切除术"。术后病情稳定，未见明显特殊并发症，四肢肌张力正常，肌力5级，病理征阴性。术后复查头部MRI示肿瘤全切除，如图3-2所示。

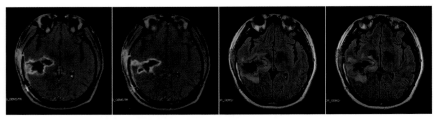

图3-2　术后复查头部MRI表现

注：右侧丘脑、颞叶手术残腔，见环形强化，FLAIR呈中心低信号伴周围片状高信号，片状高信号影未见强化。

病理检测

HE染色、免疫组化及分子检测结果如图3-3和表3-1所示。

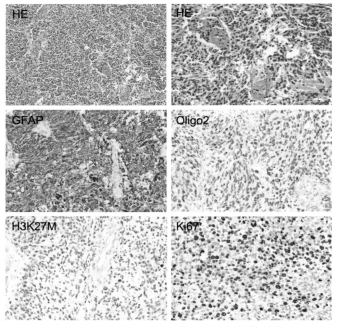

图3-3　手术标本HE染色和部分免疫组化检测结果

表3-1　手术标本病理检测类型及结果

病理检测类型	检测结果
HE染色	见图3-3
免疫组化检测	GFAP（＋）、Oligo2（＋）、ATRX（＋）、H3K27M（＋）、EMA（－）、IDH1（－）、BRAF（－）、Ki67（＋，60%）

续表

病理检测类型	检测结果
分子检测	检出*H3F3A*基因第27密码子突变（*K27M*） 检出*MGMT*基因启动子区域甲基化 未检出*HIST1H3B*基因第27密码子突变 未检出*IDH1*基因第132密码子突变 未检出*IDH2*基因第172密码子突变 未检出*TERT*基因启动子228、250位点突变

病理诊断

综合肿瘤组织形态、免疫组化和分子检测结果，整合诊断为弥漫性中线胶质瘤，*H3K27*变异型，WHO 4级。

术后辅助治疗

术后辅助治疗方案：同步放化疗后序贯辅助化疗。

同步放化疗方案：采用IGRT+VMAT技术，定位CT与MRI融合图像勾画靶区，放射剂量为PTV 6 000 cGy/30次；放疗期间给予TMZ同步化疗，剂量为120 mg/d［75 mg/（m² · d）］，每日1次。放化疗期间未见头痛、呕吐等明显放疗相关不良反应，未发生肝功能损害等化疗相关不良反应。

同步放化疗后，给予6周期TMZ序贯辅助化疗，剂量为320 mg/d［200 mg/（m² · d）］，第1~5天应用，每28天为1个周期。治疗期间患者耐受性良好。

随访及病情转归

后续患者规律随访并复查头部MRI，术后2年复查示病情稳定，未见肿瘤复发征象（图3-4）。

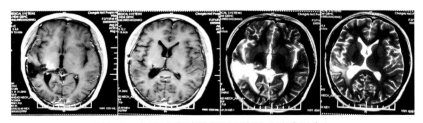

图3-4 术后2年复查头部MRI表现（外院影像）

注：右侧丘脑、颞叶手术残腔，未见异常强化灶。

术后4年，患者无明显不适，能正常生活和工作。常规复查头部MRI发现右侧丘脑、右侧脑室旁新发强化病灶，考虑肿瘤复发（图3-5）。随后向患者及其家属交代病情及可能的治疗方式，患者及其家属选择伽马刀治疗，遂至我院神经外科进行伽马刀治疗，伽马刀术后3个月复查头部MRI表现如图3-6所示。随后，患者继续使用贝伐珠单抗治疗，但肿瘤仍然进展，最终于术后5年去世，总生存期约为59个月。

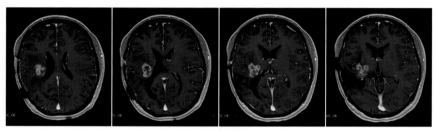

图3-5　术后4年时复查头部MRI表现

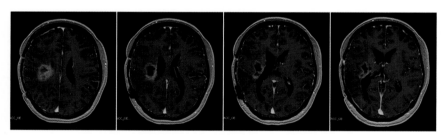

图3-6　伽马刀术后3个月复查头部MRI表现

注：右侧脑室旁、右侧丘脑不规则环状强化影。

三、讨论

丘脑胶质瘤（thalamic glioma）是一组主要起源于背侧丘脑并可侵袭脑干、内囊、基底节区等重要功能区的胶质瘤总称。由于丘脑位置深在、周围毗邻重要脑组织和血管结构，以及肿瘤浸润等特征，手术难度极大，手术全切率较低，术后并发症发生率及死亡率较高，且预后较差，总体预后并不尽如人意。早期的治疗策略主要以观察、立体定向活检或部分切除和辅助治疗为主。

20世纪80年代后，随着CT和MRI的临床应用和普及，以及显微镜等新型手术辅助设备的应用，微侵袭神经外科理念得以提出并快速发展，丘脑胶质瘤的手术切除程度大幅提高（＞90%切除率：39%~99%）；同时围手术期病死率和致残率明显下降（病死率：≤5%）。

目前更多的研究表明以手术最大范围地安全切除肿瘤并联合放化疗的治疗策略，能够有效改善患者的临床症状，并延长患者的总生存期。在一项针对丘脑胶质瘤手术治疗的荟萃分析中，包括25项研究共617例病理组织学证实为丘脑胶质瘤的成人患者。其中426例接受肿瘤切除（69.1%）、191例行活检（30.9%），结果显示：手术切除，不管切除程度如何，都比仅活检再放化疗延长了近1倍的总生存期。手术指征的把握，原则上对于影像学诊断为丘脑胶质瘤并且有临床症状的患者，都应尽早手术治疗。偶然发现或无临床症状的丘脑病变患者，若病变直径较小，应在充分与患者及其家属沟通病情的前提下，可每3个月进行影像学观察肿瘤变化或者行立体定向活检，当发现肿瘤体积增大或临床病情进展时则应积极行手术治疗。

伴H3K27M改变的弥漫性中线胶质瘤预后较差，现有报道的弥漫性中线胶质瘤患者队列的中位总生存期大多不超过1年，本例患者的总生存期接近5年，能够正常生活超过4年，正是得益于对该病例的肿瘤采取了最大范围的安全性切除，术后进行了规范的放化疗；并严格按照医嘱定期复查头部MRI，在发现肿瘤复发后及时给予了伽马刀等治疗。

病例2　左侧丘脑复发弥漫性中线胶质瘤

一、病情简介

病史： 男性，36岁，主因"右侧肢体麻木半月"入院。患者半月前无明显诱因出现右侧肢体麻木，遂于外院行头部MRI检查示"左侧丘脑、侧脑室异常信号，考虑脑胶质瘤"，现为求进一步治疗，特来我院就诊。

专科查体： 神清，双侧瞳孔等大等圆，直径约3 mm，对光反射灵敏，四肢肌力、肌张力、肌腱反射正常；右侧肢体痛温觉刺激反应迟钝，深感觉反射正常。双侧病理征阴性。

影像学检查： 术前头部MRI表现如图3-7。

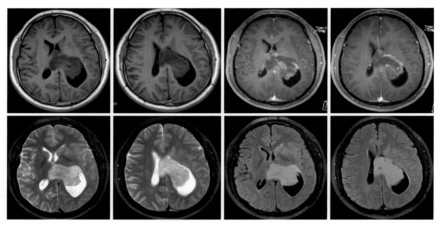

图3-7　术前头部MRI表现

注：左侧丘脑及左侧脑室体部、左侧脑室三角区不规则肿块影，呈长T$_1$、稍长T$_2$信号，其内信号欠均匀，FLAIR呈高信号，增强扫描病灶不均匀强化，以边缘强化为主，左侧脑室后角扩张。

二、临床诊治过程

第一次术前诊断

左侧丘脑、左侧脑室占位：胶质瘤？

第一次手术治疗过程

入院后完善术前相关检查，在全麻下行"左侧丘脑、侧脑室占位切除术"。手术采用左侧脑室三角区入路，术中肿瘤主体位于左侧丘脑内侧，第三脑室及左侧脑室后角、三角区，向后下方侵袭四叠体区，瘤体质软，呈鱼肉样，与周围组织分界欠清，周围有明显水肿带，血供较丰富。术后患者麻醉苏醒后病情稳定，无新增神经功能障碍。术后1个月复查头部MRI表现如图3-8所示，肿瘤近全切除。

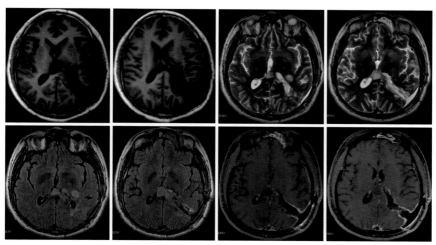

图3-8　第一次术后1个月复查头部MRI表现

注：左侧丘脑及左侧脑室体部、左侧脑室三角区术后改变，左侧脑室体部、左侧丘脑、左侧脑室后角旁见结节、片状FLAIR高信号影，左侧脑室三角区见条状强化灶，其余未见异常强化灶。

第一次病理检测

HE染色、免疫组化及分子检测结果如图3-9和表3-2所示。

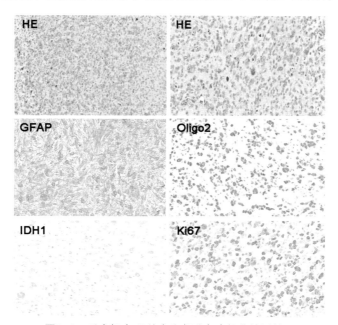

图3-9　手术标本HE染色和部分免疫组化检测结果

表3-2　手术标本病理检测类型及结果

病理检测类型	检测结果
HE染色	见图3-9
免疫组化检测	GFAP（＋）、Oligo2（＋）、IDH1（－）、P53（＋）、ATRX（＋）、EMA（－）、EGFR（＋）、EGFRⅧ（－）、Ki67（＋，50%）
分子检测	检出H3F3A基因第27密码子突变（K27M） 未检出HIST1H3B基因第27密码子突变 未检出IDH1基因第132密码子突变 未检出IDH2基因第172密码子突变 未检出MGMT基因启动子区域甲基化 未检出TERT基因启动子250位点和228位点突变

第一次病理诊断

综合肿瘤组织形态、免疫组化和分子检测结果，整合诊断为弥漫性中线胶质瘤，H3K27变异型，WHO 4级。

第一次术后辅助治疗

第一次术后辅助诊疗方案：同步放化疗后序贯辅助化疗。

同步放化疗方案：计划采用IGRT+IMRT技术，定位CT与MRI融合图像勾画靶区，放射剂量为PTV 6 000 cGy/30次；放疗期间给予TMZ同步化疗，剂量为140 mg/d［75 mg/（m^2·d）］，每日1次。放化疗期间未见头痛、呕吐等明显放疗相关不良反应，未发生肝功能损害等化疗相关不良反应。

同步放化疗后，给予6周期TMZ序贯辅助化疗。第1周期TMZ剂量为280 mg/d［150 mg/（m^2·d）］，第1~5天应用，每28天为1个周期；患者未出现明显化疗相关不良反应后，继续序贯第2~6周期TMZ治疗，剂量为360 mg/d［200 mg/（m^2·d）］，第1~5天应用，每28天为1个周期。治疗期间患者耐受性良好。

第一次术后随访及病情转归

第一次术后14个月患者感右侧肢体无力，右手拿不稳碗筷，行走时跛行。复查头部MRI示肿瘤复发？左侧脑室三角区及颞角孤立性脑积水，如图3-10所示。

与患者家属积极沟通病情及诊疗方案等后，家属要求积极行手术治疗，遂在全麻下再行"左侧丘脑，颞岛叶占位性病变切除术"，手术顺利。术后复查头部CT，手术区域无出血等特殊征象。

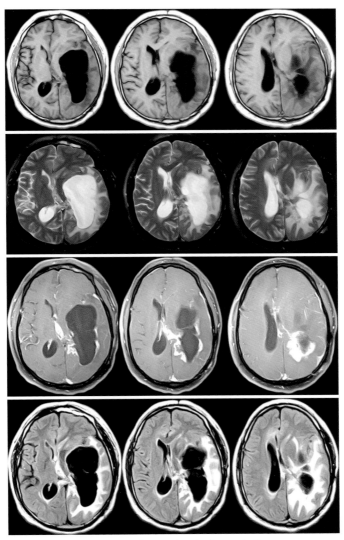

图3-10 术后14个月复查MRI表现

注：左侧脑室体部、左侧脑室三角区见少许软组织影，明显强化。左侧脑室三角区及前方见团状长T₁、长T₂信号影，FLAIR呈低信号，增强后边缘可见明显不规则强化，与左侧脑室后角相通，周围见片状FLAIR高信号，病灶占位效应明显，左侧脑室受压变窄，中线结构稍右偏。

第二次病理检测

HE染色、免疫组化及分子检测结果如图3-11和表3-3所示。

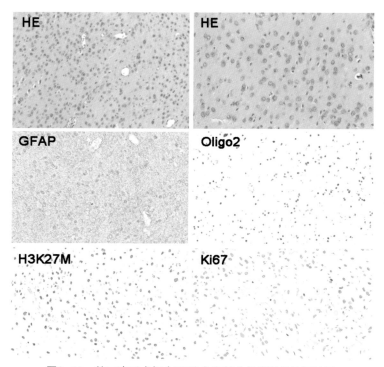

图3-11　第二次手术标本HE染色和部分免疫组化检测结果

表3-3　第二次手术标本病理检测类型及结果

病理检测类型	检测结果
HE染色	见图3-11
免疫组化检测	GFAP（＋）、Oligo2（＋）、H3K27M（＋）、IDH1（－）、P53（＋）、ATRX（－）、EMA（－）、Ki67（＋，5%）、PD1（－）、PDL1（－）
分子检测	检出H3F3A基因第27密码子突变（K27M） 检出MGMT基因启动区域弱甲基化 未检出HIST1H3B基因第27密码子突变 未检出TERT基因启动子250位点和228位点突变 未检出IDH1基因第132密码子突变 未检出IDH2基因第172密码子突变

第二次病理诊断

综合肿瘤组织形态、免疫组化和分子检测结果，整合诊断为复发弥漫性中线胶质瘤，*H3K27*变异型，WHO 4级。

第二次术后随访及病情转归

第二次手术后1个月患者右侧肢体运动功能恢复正常，4个月开始阿帕替尼化疗，持续1年，左侧丘脑及左侧脑室后角区域强化灶明显变小。第二次术后5个月和17个月病情相对稳定，分别复查头部MRI表现如图3-12和图3-13所示。

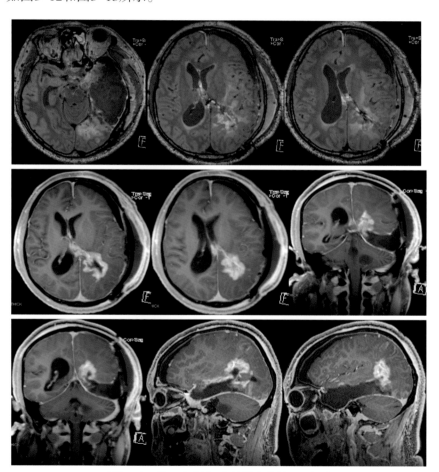

图3-12　第二次术后5个月复查头部MRI表现

注：左侧脑室体部及三角区见片状FLAIR高信号影，信号稍混杂，增强后明显不规则强化，左侧脑室变窄，中线结构稍右偏。

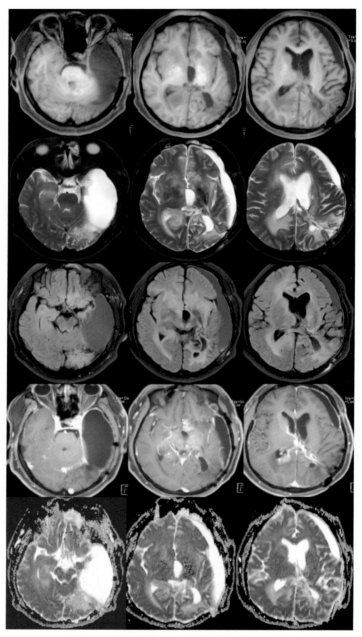

图3-13　第二次术后17个月复查头部MRI表现

注：左侧脑室三角区见手术残腔，邻近脑膜稍增厚、强化，术区周围FLAIR呈高信号；双侧脑室周围、胼胝体区及双侧基底节、丘脑区见不规则稍长T₁、长T₂信号影，弥散未见受限，室管膜下区病灶增强后明显强化。

第二次手术后30个月患者因病情恶化去世，总生存期为44个月。

三、讨论

　　该患者为青年男性，肿瘤原发于丘脑，向脑室方向生长但并未穿破脑室壁，初次影像提示病变累及左侧丘脑、左侧脑室并跨越中线至对侧丘脑，肿瘤瘤体较大，手术风险高，手术完全切除难度较大。该病例初次手术后达到肿瘤近全切除，术后病情相对稳定，总体恢复良好。第一次病理诊断为"弥漫性中线胶质瘤，*H3K27*变异型，WHO 4级"，术后积极进行同步放化疗及辅助化疗的标准化治疗，期间病情较为稳定。在术后14个月再次出现症状，复查头部MRI提示肿瘤复发，合并左侧脑室积水，考虑局部压力较高，积极行第二次手术切除肿瘤，术中肿瘤切除满意，术后脑积水也明显缓解，患者症状较前也同时得到改善，第二次手术为患者后续的治疗提供了机会和坚实的基础。在第二次术后患者接受放疗联合阿帕替尼治疗，阿帕替尼治疗长达1年，患者耐受性较好，期间病情相对稳定。

　　弥漫性中线胶质瘤的预后总体上非常差，尤其是具有*H3K27M*突变的预后更差，中位总生存期不到1年。该病例第一次手术和第二次手术后病理结果提示均为*H3K27*变异型，在第一次手术后无进展生存期达到14个月，复发后积极行手术切除肿瘤，以及术后联合辅助治疗，术后仍能够获得较长的总生存期，总体疗效较为满意。对于丘脑胶质瘤类病例，初次手术应力争在安全原则下尽可能最大化切除肿瘤，为后续辅助治疗打下坚实的基础以及创造良好的条件；对于复发患者，积极地再次进行手术可使患者获益，有助于延长总生存期。

　　丘脑胶质瘤的手术治疗目标包括明确肿瘤性质、最大化切除肿瘤、消除占位效应、重建脑脊液循环通路等。具体手术策略包括切除与活检，其中切除术又包括肿瘤全切除、次全切除和部分切除。肿瘤全切除，适用于肿瘤主体由丘脑起源并凸向内侧第三脑室或侧脑室三角区的病变；安全范围内的最大化切除（次全切除），适用于弥漫性生长的丘脑胶质瘤或双侧丘脑胶质瘤；以诊断为目的的部分切除（活检），适用于丘脑弥漫性胶质瘤且无法耐受开颅手术的患者。单侧成人丘脑胶质瘤，尽可能全切除肿瘤能够显著延长总生存期；双侧丘脑胶质瘤，部分切除相对于活检能够延长总生存期。此外，丘脑胶质瘤毗邻第三脑室和侧脑室，易导致梗阻性脑积水，手术治疗的重要目的之一是重建脑脊液循环通路，改善术前脑积水及避免术后脑积水的发生。在切除肿瘤后，尽可能进行第三脑室底造瘘（前方入路）或打通四叠体池（后方入路），从而重建脑脊液循环通路；手术完成后彻底止血，且尽可能在脑室系统中避免使用止血材料，术后使用大量生理盐水冲洗创腔，尽最大可能避免阻塞中脑导水管。

病例3　右侧丘脑弥漫性中线胶质瘤

一、病情简介

病史： 男性，11岁，因"间断头颈部疼痛2周余"入院。患者在2周前无明显诱因出现间断性头颈部疼痛，后于外院就诊行头部CT检查示"右侧透明隔—胼胝体压部见一囊性占位，大小约4.4 cm×3 cm，邻近丘脑、右侧脑室，第三脑室受压，双侧脑室扩大，肿瘤性病变可能伴梗阻性脑积水"。为求进一步治疗，遂至我院就诊，门诊以"右侧丘脑占位"收入神经外科。

专科查体： 神志清楚，双侧瞳孔等大等圆，直径约3 mm，对光反射灵敏，脑神经查体未见明显异常，四肢肌力、肌张力正常。

影像学检查： 术前行头部MRI检查示右侧丘脑占位，如图3–14所示。

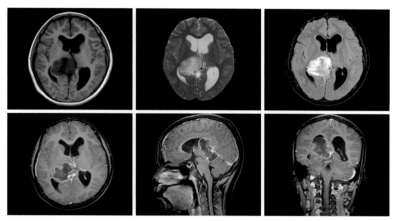

图3-14 术前头部MRI表现

注：右侧丘脑、胼胝体压部及松果体区不均匀长T₁、长T₂信号肿块影，FLAIR呈不均匀高信号，增强扫描不规则花环状强化，中脑导水管受压，继发幕上脑积水。

二、临床诊治过程

术前诊断

右侧丘脑占位：胶质瘤？

手术治疗过程

入院后完善术前相关检查，在全麻下行"右侧丘脑占位切除术"。术后病情稳定，术后复查头部MRI表现如图3-15所示。

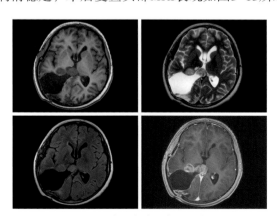

图3-15 术后复查头部MRI表现

注：手术残腔影，松果体及邻近右侧丘脑长T₁、长T₂信号结节影，FLAIR呈高信号，不均匀环状结节样强化，邻近中脑导水管狭窄，幕上脑室扩张。

病理检测

HE染色、免疫组化及分子检测结果如图3-16和表3-4所示。

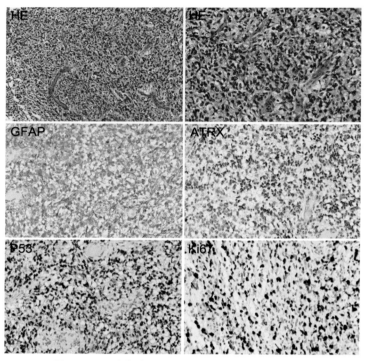

图3-16　手术标本HE染色和部分免疫组化检测结果

表3-4　手术标本病理检测类型及结果

病理检测类型	检测结果
HE染色	见图3-16
免疫组化检测	GFAP（+）、Oligo2（+）、ATRX（+）、IDH1（-）、P53（+）、EMA（-）、BRAF^{V600E}（-）、CD34（-）、INI1（+）、Ki67（+，60%）
分子检测	检出H3F3A基因第27密码子突变（K27M） 检出TERT基因启动子228位点突变，未检出其启动子250位点突变 未检出MGMT基因启动子区域甲基化 未检出IDH1基因第132密码子突变 未检出IDH2基因第172密码子突变 未检出HIST1H3B基因第27密码子突变

病理诊断

综合肿瘤组织形态、免疫组化和分子检测结果，整合诊断为弥漫性中线胶质瘤，*H3K27*变异型，WHO 4级。

术后辅助治疗

术后辅助诊疗方案：同步放化疗后序贯辅助化疗。

同步放化疗方案：采用IGRT+VMAT技术，定位CT与MRI融合图像勾画靶区，放射剂量为PTV 5 940 cGy/33次；放疗期间给予TMZ同步化疗，剂量为100 mg/d［75 mg/（m²·d）］，每日1次。同步放化疗期间出现癫痫发作，予以抗癫痫治疗，病情控制稳定，未见头痛、呕吐等明显放疗相关不良反应，未发生肝功能损害等化疗相关不良反应。

同步放化疗后，计划给予6周期TMZ序贯辅助化疗，剂量为280 mg/d［200 mg/（m²·d）］，第1~5天应用，每28天为1个周期。治疗期间患者治疗耐受性良好。

随访及病情转归

患者术后病情稳定，同步放化疗已完成，正在后续序贯化疗中。术后6个月复查头部MRI表现如图3-17所示。

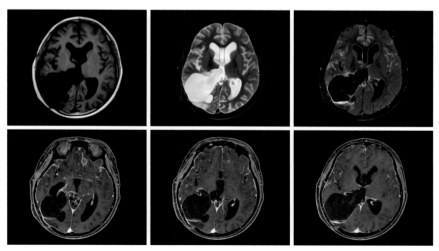

图3-17　术后6个月复查头部MRI表现

注：手术残腔影，松果体及邻近右侧丘脑长T₁、长T₂信号结节影，FLAIR呈高信号，不均匀环状强化，邻近中脑导水管狭窄，幕上脑室扩张。

三、讨论

根据WHO CNS5，儿童型弥漫性高级别胶质瘤分为了*H3K27*变异型弥漫性中线胶质瘤，*H3G34*改变型弥漫性中线胶质瘤，*H3*和*IDH*野生型弥漫性高级别胶质瘤以及婴儿型半球胶质瘤。*H3K27*变异型弥漫性中线胶质瘤既往称为*H3K27M*突变型弥漫性中线胶质瘤，主要发生在儿童中，少部分也见于成人患者，脑桥、丘脑和脊髓是常见的发生部位。该类肿瘤整体预后差，2年总生存率小于10%。在病理分子诊断检测中，除了出现*H3F3A*或者*HIST1H3B/C*的*K27M*突变外，Zest同源抑制蛋白增强子（EZHIP）蛋白过表达也被认为是*H3K27*变异型弥漫性中线胶质瘤的诊断标准。

病例4　松果体区及第三脑室胶质瘤

一、病情简介

病史： 男性，22岁，因"头痛伴恶心、呕吐7天"入院。患者入院前7天无明显诱因出现头痛，伴有恶心、呕吐等症状，就诊于当地医院检查发现第三脑室及松果体区占位。为求进一步诊治，转至我院并收入神经外科。

专科查体： 入院时神志清楚，精神差，双侧瞳孔等大等圆，直径约3 mm，对光反射灵敏，四肢肌力及肌张力未见明显异常，余未见明显阳性体征。术前KPS为90分。

影像学检查： 术前行头部MRI检查示松果体区及第三脑室占位，伴有轻度脑积水，如图3-18所示。化验：甲胎蛋白（AFP）和人绒毛膜促性腺激素β亚基（β-HCG）结果均为阴性。

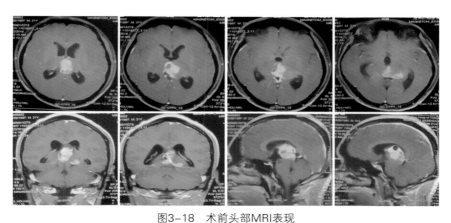

图3-18　术前头部MRI表现

注：松果体区及第三脑室明显花环状强化结节影，双侧脑室稍扩张积水。

二、临床诊治过程

术前诊断

1. 松果体区及第三脑室占位：胶质瘤？生殖细胞瘤？

2. 梗阻性脑积水。

手术治疗过程

入院后完善术前相关检查，在全麻下经前纵裂入路行"松果体区及第三脑室占位切除术和第三脑室底造瘘术"。术后病情稳定，无新增神经功能障碍。术后48小时复查头部MRI表现如图3-19所示。

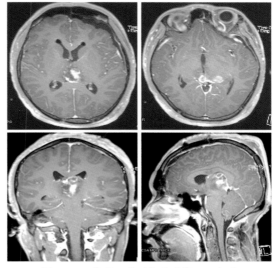

图3-19　术后48小时复查头部MRI表现

注：肿瘤大部分切除，第三脑室区强化结节影，脑积水较术前缓解。

病理检测

HE染色、免疫组化及分子检测结果如图3-20和表3-5所示。

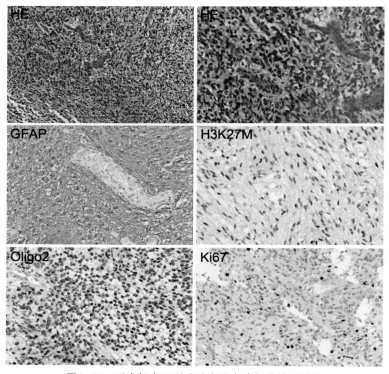

图3-20 手术标本HE染色和部分免疫组化检测结果

表3-5 手术标本病理检测类型及结果

病理检测类型	检测结果
HE染色	见图3-20
免疫组化检测	GFAP（＋）、Oligo2（＋）、H3K27M（＋）、ATRX（表达缺失）、IDH1（－）、P53（＋）、Ki67（10%~20%）、VEGF（－）
分子检测	检出*H3F3A*基因第27密码子突变（*K27M*） 检出*TERT*基因启动子228位点突变，未检出250位点突变 未检出*MGMT*基因启动子区域甲基化 未检出*IDH1*基因第132密码子突变 未检出*IDH2*基因第172密码子突变 未检出*HIST1H3B*基因第27密码子突变

病理诊断

综合肿瘤组织形态、免疫组化和分子检测结果，整合诊断为弥漫性中线胶质瘤，*H3K27*变异型，WHO 4级。

术后辅助治疗

术后辅助诊疗方案：同步放化疗后序贯辅助化疗。

术后1个月复查头部MRI表现如图3-21所示。

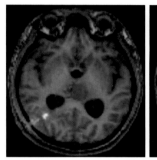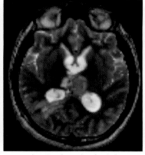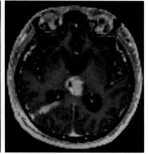

图3-21 术后1个月复查头部MRI表现

注：松果体区长T_1、长T_2信号结节影，增强扫描明显强化，双侧脑室稍扩张。

同步放化疗方案：采用IMRT技术，定位CT与MRI融合图像勾画靶区，放射剂量为pGTV 6 210 cGy/30次，pCTV 5 400 cGy/30次；放疗期间给予TMZ同步化疗，剂量为120 mg/d［75 mg/（$m^2 \cdot d$）］，每日1次。放化疗期间未见头痛、呕吐及肝功能损害等明显相关不良反应。

同步放化疗后，给予6周期TMZ序贯辅助化疗。第1周期TMZ剂量为240 mg/d［150 mg/（$m^2 \cdot d$）］，第1~5天应用，每28天为1个周期；患者未出现明显化疗相关不良反应后，继续序贯第2~6周期TMZ治疗，剂量为320 mg/d［200 mg/（$m^2 \cdot d$）］，第1~5天应用，每28天为1个周期。治疗期间患者治疗耐受性良好。

随访及病情转归

患者占位切除术后半月再次出现头痛症状，复查头部CT示脑积水，脑室较前明显扩大。考虑存在梗阻性脑积水，建议行脑室-腹腔分流术（VPS）。再次入院后完善相关术前检查，遂行VPS，术后复查头部CT示脑积水明显缓解（图3-22），病情稳定好转后出院。

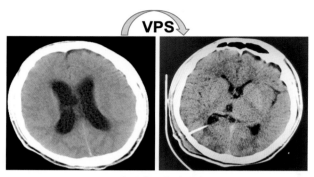

图3-22 术后半月复查头部CT表现

注：（左侧）松果体区及第三脑室占位术后半月头部CT提示脑积水，脑室较前明显扩大；（右侧）VPS术后复查头部CT提示脑积水明显缓解。

患者颅内占位切除术后3个月、8个月、14个月复查头部MRI表现如图3-23。术后3个月复查提示术区存在明显强化灶，并伴有左侧脑膜的强化，此时为患者放疗刚结束阶段，考虑存在肿瘤复发或放射性坏死导致的假性进展的可能，继续进行后续TMZ的序贯化疗，并定期随访观察。术后8个月、14个月随访过程中患者病情相对稳定，持续使用TMZ化疗，共18个周期，耐受性相对良好。

切除术后 3 个月　　　切除术后 8 个月　　　切除术后 14 个月

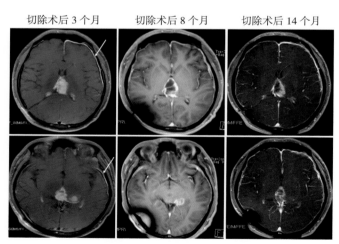

图3-23 术后随访复查头部MRI表现

注：术后3个月复查头部MRI影像提示术区存在明显强化灶，并伴有左侧脑膜的强化（箭头），未见脑积水征象。术后8个月复查头部MRI影像提示术区呈环形强化，病变范围未见明显变化。术后14个月复查头部MRI提示病灶仍呈环形强化，范围较前稍缩小，未见脑积水征象。

　　术后22个月时患者自诉偶有头痛及腰背部不适，伴有肢体乏力，外院复查头部MRI表现如图3-24，考虑肿瘤播散转移可能或其他。此时患者神志清楚，走路等日常活动未受明显影响，家属考虑病情出现多发转移以及预后差等情况，拒绝进一步积极治疗，遂给予姑息治疗。

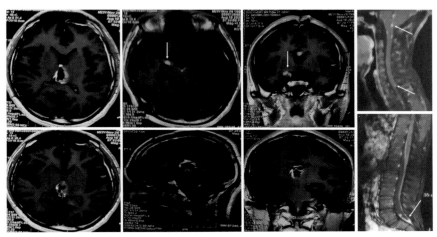

图3-24　术后22个月复查头部及椎体MRI表现（院外）

注：术区见环形强化影，左侧脑膜强化，右侧海马旁和脊髓多处强化结节影（箭头）。

三、讨论

　　该病例为年轻男性，术前头部MRI提示病变主要位于松果体区及第三脑室，临床上以生殖细胞来源的肿瘤多见，需与其他性质来源的肿瘤相鉴别。该病例术前化验提示AFP和β-HCG结果均为阴性，因此该肿瘤在诊断上首先考虑非生殖细胞来源的肿瘤，如胶质瘤等。该患者肿瘤主要位于中线且合并脑积水，我们通常采用前纵裂入路切除肿瘤并同时行第三脑室底造瘘术。从术前影像可见，该患者肿瘤主要位于第三脑室后份且累及双侧丘脑，若一味追求全切除则导致严重神经功能障碍的风险极大，故我们在电生理监测下仅行肿瘤大部分切除。术后复查头部MRI提示肿瘤大部分切除，脑积水较术前明显缓解；术后半月再次并发脑积水，经过VPS后脑积水再次明显缓解。后续采用标准的STUPP方案，行长周期的TMZ化疗。在随访过程中，显示术区强化病灶在术后14个月缩小。持续使用TMZ化疗18个月后病情稳定，遂停止化疗。术后22个月复查头部MRI提示肿瘤转移。

松果体区胶质瘤是临床上比较少见的类型，尤其是胶质母细胞瘤在该脑区少见。与丘脑、脑干等中线部位发生H3K27变异型胶质瘤一样，松果体区也存在该亚型的胶质瘤，发病人群多见于儿童。最近一项研究显示，松果体区胶质母细胞瘤更多见于成人，在纳入分析具有H3K27M检测结果的11例胶质母细胞瘤患者中，显示有5例存在H3K27M突变（45.5%）。该类病例的预后总体较差，类似于中线部位的丘脑及脑干胶质瘤，一项最近纳入47例松果体区胶质母细胞瘤分析的研究显示，中位总生存期为10个月，平均总生存期为12.1个月。

该患者采用前纵裂入路方式切除肿瘤，同时进行了第三脑室底造瘘术，术后仍然并发了脑积水。我们的体会是第三脑室肿瘤切除后同时行第三脑室底造瘘术可降低术后脑积水的发生率，但仍然有少数病例会发生脑积水（约6%）。对术后脑积水患者进行VPS可使脑积水明显改善且长期保持稳定。

病例5　左侧丘脑弥漫性中线胶质瘤

一、病情简介

病史：男性，35岁，因"视力下降伴步态不稳3月"入院，院外头部MRI检查示"双侧基底节区、脑干、丘脑占位性病变"，于外院行穿刺活检术及VPS，病理提示为胶质瘤，为求进一步诊治入院。

专科查体：认知障碍，反应迟钝，对答部分切题，双眼视力下降，双侧瞳孔等大等圆，直径约3 mm，对光反应灵敏，双侧鼻唇沟对称无变浅，四肢肌力4级，步态不稳，指鼻、轮替试验不准。

影像学检查：头部MRI表现如图3-25所示。

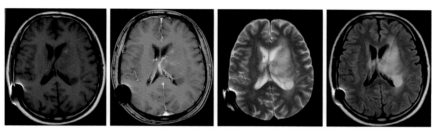

图3-25　术前MRI表现

注：右侧额部见引流管影；左侧丘脑、基底节区、室管膜下区团块状稍长T₁、稍长T₂信号影，FLAIR上呈高信号影，大小约5.9 cm×3.8 cm×4.4 cm，增强扫描病灶内可见多个结节状、环状强化灶，左侧脑室受压变窄，中线结构受压稍向右侧偏移，周围脑实质稍肿胀。左侧额中回皮质见小结节状强化影，直径约0.3 cm，邻近颅骨可疑小斑片状强化。

二、临床诊治过程

术前诊断

左侧丘脑占位：胶质瘤？

手术治疗过程

入院后完善术前相关检查，在电生理监测下行"左侧丘脑占位性病变切除术"。术后病情稳定，术后复查头部MRI表现如图3-26所示。

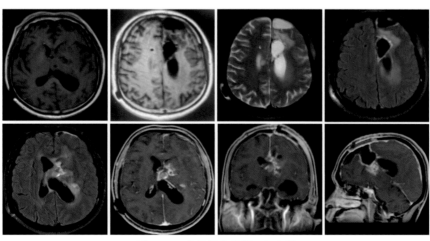

图3-26　术后复查头部MRI表现

注：左侧额叶、左侧脑室旁术后残腔；左侧丘脑、基底节、放射冠及左侧脑室旁见团块状混杂异常信号影，呈稍长T₁、稍长T₂信号，增强后明显不均匀强化，部分环状强化，室管膜下区病灶仍可见。

病理检测

HE染色、免疫组化及分子检测结果如图3-27和表3-6所示。

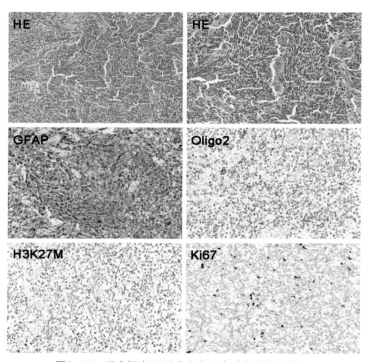

图3-27　手术标本HE染色和部分免疫组化检测结果

表3-6　手术标本病理检测类型及结果

病理检测类型	检测结果
HE染色	见图3-27
免疫组化检测	GFAP（+）、IDH1（+）、ATRX（+）、H3K27M（+）、Oligo2（+）、S100（+）、SOX10（+）、P53（+）、Ki67（+，20%）
分子检测	检出H3F3A基因第27密码子突变（K27M） 未检出HISTIH3B基因第27密码子突变 未检出IDH1基因第132密码子突变 未检出IDH2基因第172密码子突变 未检出MGMT基因启动子区域甲基化 未检出TERT基因启动子228位点突变和250位点突变

病理诊断

综合肿瘤组织免疫组织化学和分子检测结果，整合诊断为弥漫性中线胶质瘤，*H3K27*变异型，WHO 4级。

术后辅助治疗

术后辅助诊疗方案：术后放疗并联合靶向治疗及TTF。

术后即开始给予TTF，按要求规范佩戴TTF仪，TTF仪佩戴期间头皮状态稳定。

同步放疗联合靶向治疗方案：采用IGRT+VMAT技术，定位CT与MRI融合图像勾画靶区，放射剂量为PTV 6 000 cGy/30次。因患者不能经口进食，放疗期间联合贝伐珠单抗抗血管生成治疗，剂量为300 mg，第1天应用，每两周1次。

随访及病情转归

术后3个月复查头部MRI表现如图3-28所示。患者病情平稳，症状、体征较术前有所改善，认知功能好转，左侧肢体肌力恢复至5级，右侧肢体肌力近5级，正在接受辅助化疗以及TTF，门诊密切随访病情。

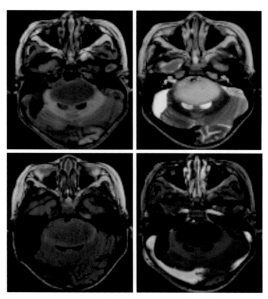

图3-28　术后3个月复查头部MRI表现

注：左侧丘脑、基底节、放射冠及左侧脑室旁见团块状混杂信号影，呈稍长T_1、稍长T_2信号，部分呈囊状改变，增强呈明显不均匀强化。

三、讨论

该例患者为青壮年男性，术前已有较为严重的神经功能障碍，主要表现为认知功能下降、双眼视力下降和运动功能障碍等。术前MRI示左侧丘脑、基底节区等巨大占位，呈弥漫性生长，边界不清。对于这类患者，如何实现最大范围的安全切除肿瘤，即在切除肿瘤和保护功能二者之间做到兼顾和平衡。这无疑是对手术医生提出的巨大挑战，也对手术质量提出了更高的要求！我们的体会是术前进行充分的风险评估、与患者及家属进行详尽的沟通以及术中充分利用手术辅助新技术特别是皮质和皮质下直接电刺激技术，可帮助减少术后永久性神经功能障碍，同时最大范围地切除肿瘤，使患者获益。该例患者我们在皮质和皮质下直接电刺激技术的引导下，对肿瘤进行大部切除，术后功能得到改善，为进一步的后续治疗创造了条件，患者和其家属十分满意。

近年来针对弥漫性中线胶质瘤的治疗不断推陈出新，如嵌合抗原受体T细胞免疫疗法（CAR-T）和溶瘤病毒疗法等，这些疗法在前期的Ⅰ、Ⅱ期临床研究中取得了一定的进展，但距离应用于大规模患者中仍较远，亟待更大规模的Ⅲ期临床研究验证其效果。

病例6　右侧丘脑及脑干弥漫性中线胶质瘤

一、病情简介

病史： 女性，29岁，主因"左侧肢体麻木2月余，伴嘴角麻木10天"入院。患者2月前无明显诱因出现左侧肢体麻木，未行特殊处置；近10天，肢体麻木无缓解，伴有左侧嘴角麻木，遂于当地医院就诊，行头部MRI检查示"右侧丘脑占位性病变"。为求进一步明确诊断和治疗，特来我院就诊。

专科查体： 入院时神志清楚，精神尚可，双侧瞳孔等大等圆，直径约3 mm，对光反射灵敏。颜面部感觉基本对称，左侧嘴角浅，感觉可疑减退，无口角偏斜。四肢肌张力可，肌力5级。左侧肢体痛温觉减退，位置觉、空间觉感觉反射均迟钝。双侧病理征阴性。

影像学检查： 术前头部MRI检查示右侧丘脑、脑干占位性病变，如图3-29所示。头部CT增强及CTA检查提示右侧丘脑强化灶，以及CTA可见异常血管影。

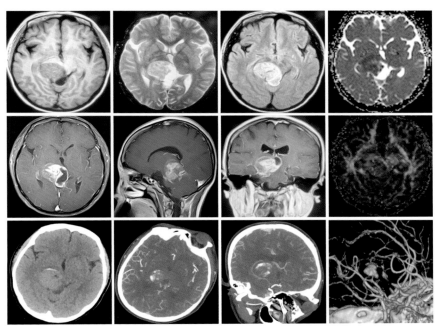

图3-29 术前影像

注：右侧丘脑及中脑混杂信号肿块，病灶主体为稍长T_1、稍长T_2信号影，FLAIR呈不均匀高信号，增强明显不均匀强化，边缘见条带状无强化区，呈囊性成分，囊壁有强化，第三脑室、中脑导水管受压，中线左移。

二、临床诊治过程

术前诊断

右侧丘脑、脑干占位性病变：胶质瘤？

手术治疗过程

入院后完善术前相关检查，在全麻下行"右侧丘脑、脑干占位切除术"。手术过程顺利，术后48小时复查头部MRI表现如图3-30所示。

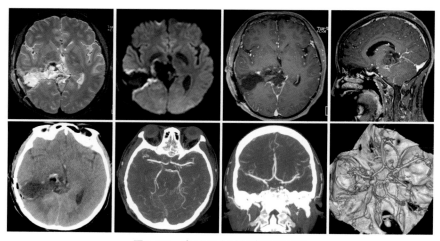

图3-30 术后48小时复查头部影像

　　注：右侧丘脑肿瘤近全切除，原肿瘤区域无强化，头部CT增强未见增强，CTA未见异常血管影。

病理检测

　　HE染色、免疫组化及分子检测结果如图3-31和表3-7所示。

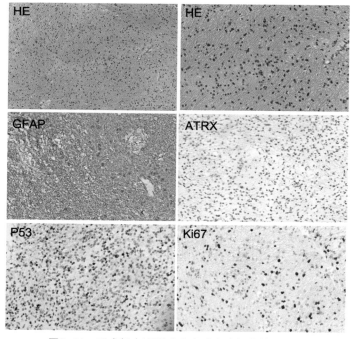

图3-31 手术标本HE染色和部分免疫组化检测结果

表3-7　手术标本病理检测类型及结果

病理检测类型	检测结果
HE染色	见图3-31
免疫组化检测	GFAP（+），Oligo2（+），ATRX（+），IDH1（-），EMA（-），Ki67（+，15%），P53（+，30%）
分子检测	检出*H3F3A*基因第27密码子突变（*K27M*） 未检出*HIST1H3B*基因第27密码子突变 检出*TERT*基因启动子250位点突变，未检出228位点突变 检出*MGMT*基因启动子区域弱甲基化 未检出*IDH1*基因第132密码子突变 未检出*IDH2*基因第172密码子突变

病理诊断

综合肿瘤组织形态、免疫组化和分子检测结果，整合诊断为弥漫性中线胶质瘤，*H3K27*变异型，WHO 4级。

术后辅助治疗

患者家属拒绝术后放疗。术后给予14周期TMZ辅助化疗，剂量为300 mg/d［200 mg/（m²·d）］，第1~5天应用，每28天为1个周期，期间患者治疗耐受性良好。

患者术后3个月病情稳定，TMZ持续化疗中，复查头部MRI示右侧丘脑、脑干术区未见肿瘤复发征象（图3-32）。

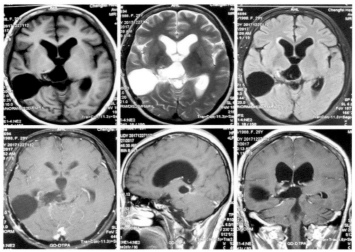

图3-32　术后3个月复查头部MRI表现

注：右侧颞部手术残腔，中脑右侧区域未见明显强化灶。

随访及病情转归

患者术后6个月出现临床症状恶化，头部MRI检查提示中脑右侧增强可见不均匀明显强化，考虑术后肿瘤复发（图3-33）。患者家属要求姑息治疗，之后患者病情持续恶化，于术后13个月死亡。

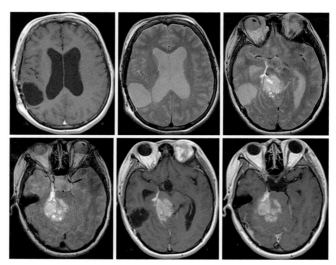

图3-33　术后6个月复查头部MRI表现

注：右侧颞部手术残腔，中脑右侧见不均匀长T$_2$信号肿块，不均匀明显强化，侧脑室及第三脑室轻度积水。

三、讨论

患者为青年女性，病变起源于右侧丘脑，向下浸润中脑上部，占位效应明显。术前影像学特征提示肿瘤恶性程度高，术中见肿瘤浸润广泛，无法做到一期镜下全切除，结合术后整合分子病理结果，评估治疗效果差，预后不佳。该例患者术后拒绝接受放疗，仅接受TMZ辅助化疗，若能采取更加积极的规范化治疗，即同步放化疗+序贯化疗，也许会有更大的生存获益。

丘脑胶质瘤是相对罕见的肿瘤，占所有颅内肿瘤的1%~5%。这些肿瘤大多数发生在儿童，成人中则极为罕见，其发病率分别为2%~5%和1%。迄今为止，儿童和成人丘脑胶质瘤的最佳治疗策略仍存在争议。数十年来，随着神经影像学、显微外科手术和术中辅助技术的进步，手术切除已逐渐成为丘脑胶质瘤的治疗选择。

我们华西胶质瘤中心MDT团队回顾性分析2009年8月至2017年10月我院初次诊断为丘脑胶质瘤的患者，手术实现全切除/近全切除的比率为45.1%，次全切除为49.0%，部分切除为5.9%；约1/4患者在术后1周出现与手术相关轻度或严重并发症，包括术后麻痹或症状加重（24.5%）、术后脑积水（10.8%）、术后昏迷（5.9%）、术后出血（3.9%）、术后围手术期死亡（4.9%）等；约50%患者在术后管理和康复训练后逐渐好转。接受最大范围手术切除的丘脑胶质瘤患者可能比既往研究中接受活检或部分切除患者具有更好的生存结局（中位总生存期13.6月 *vs.* 12.0月），与接受标准治疗的幕上胶质母细胞瘤患者的中位总生存期相近（13.6月 *vs.* 14.6月）。因此，我们建议对于丘脑胶质瘤患者，最大范围的手术切除可以为患者带来生存获益。

病例7　第三脑室及双侧丘脑弥漫性中线胶质瘤

一、病情简介

病史： 男性，33岁，因"反复头痛2月余，加重4天"入院。患者2

月前无明显诱因出现头部胀痛，不伴有恶心、呕吐症状。外院行头部MRI示"松果体区明显环状强化肿块影，病灶向第三脑室生长，与邻近双侧丘脑分界不清，环池受压变窄，双侧脑室扩张"。遂来我院急诊，以"第三脑室占位性病变、梗阻性脑积水"收住入院。

专科查体： 入院时神志清楚，精神差，言语流利、问答切题，查体配合。双侧瞳孔等大等圆，直径约3 mm，对光反射灵敏，四肢肌力、肌张力正常，抬颈有抵抗，克氏征、布鲁津斯基征（Brudzinski征）阴性，病理反射未引出。

影像学检查： 术前头部MRI表现如图3-34所示。

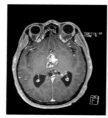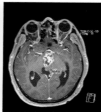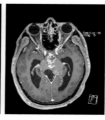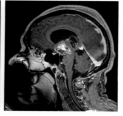

图3-34　术前头部MRI表现

注：第三脑室及双侧丘脑明显环状强化肿块影，环池受压变窄，双侧脑室扩张。

二、临床诊治过程

术前诊断

1. 第三脑室及双侧丘脑占位性病变。

2. 梗阻性脑积水。

手术治疗过程

入院后完善术前相关检查，在全麻下行"双侧丘脑、第三脑室占位性病变切除术+第三脑室底造瘘术"。手术入路采用纵裂胼胝体穹窿间入路，肿瘤组织钙化明显，术中切除困难，加之病变与双侧丘脑关系密切，肿瘤镜下全切除困难，权衡利弊后术中予以次全切除。术中见肿瘤组织填塞第三脑室，浸及双侧丘脑，导致脑脊液循环通路部分梗阻，在切除肿瘤后，同时行第三脑室底造瘘术。术后病情稳定，无新增神经功能障碍和下丘脑损伤表现。复查头部MRI表现如图3-35

所示，肿瘤大部切除。

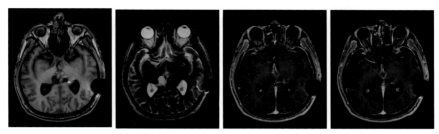

图3-35　术后复查头部MRI表现

注：第三脑室及双侧丘脑混杂信号片团影，以长T_1、长T_2信号为主，局部见结节状短T_1、短T_2信号，增强扫描边缘强化。

病理检测

HE染色、免疫组化及分子检测结果如图3-36和表3-8所示。

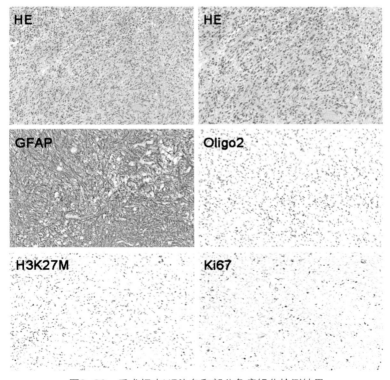

图3-36　手术标本HE染色和部分免疫组化检测结果

表3-8　手术标本病理检测类型及结果

病理检测类型	检测结果
HE染色	见图3-36
免疫组化检测	GFAP（+）、Oligo2（+）、H3K27M（+）、Syn（±）、EMA（灶+）、PCK（-）、NeuN（-）、IDH1（-）、P53（+）、Ki67（+，30%）
分子检测	检出*H3F3A*基因第27密码子突变（*K27M*） 未检出*HISTIH3B*基因第27密码子突变 未检出*IDH1*基因第132密码子突变 未检出*IDH2*基因第172密码子突变 未检出*MGMT*基因启动子区域甲基化 未检出*TERT*基因启动子228位点突变和250位点突变

病理诊断

综合肿瘤组织形态、免疫组化和分子检测结果，整合诊断为弥漫性中线胶质瘤，*H3K27*变异型，WHO 4级。

术后辅助治疗

术后辅助诊疗方案：同步放化疗后序贯辅助化疗。

同步放化疗方案：采用IGRT+VMAT技术，定位CT与MRI融合图像勾画靶区，计划放疗剂量为pGTV 6 000 cGy/30次，pCTV 5 400 cGy/30次；放疗期间给予TMZ同步化疗，剂量为140 mg/d［75 mg/（$m^2 \cdot d$）］，每日1次。放化疗期间未见头痛、呕吐等明显放疗相关不良反应，未发生肝功能损害等化疗相关不良反应。

同步放化疗后，给予6周期TMZ序贯辅助化疗。第1周期TMZ剂量为280 mg/d［150 mg/（$m^2 \cdot d$）］，第1~5天应用，每28天为1个周期；患者未出现明显化疗相关不良反应后，继续序贯第2~6周期TMZ治疗，剂量为360 mg/d［200 mg/（$m^2 \cdot d$）］，第1~5天应用，每28天为1个周期。治疗期间患者耐受性良好。

随访及病情转归

患者术后病情稳定，精神状态明显改善，生活状态正常。术后6个月外院复查头部MRI未见肿瘤复发。患者依从性好，仍在维持序贯化疗中。

三、讨论

患者为青年男性，急性发病，病理诊断为弥漫性中线胶质瘤，*H3K27*变异型，WHO 4级。术前影像显示瘤体并不巨大，但生长部位和方式却非常险恶，肿瘤几乎占据整个第三脑室，并累及浸润双侧丘脑、下丘脑和中脑。我们的经验体会是这种类型的肿瘤是手术效果较差的类型，术后容易发生下丘脑反应、术区严重肿胀、意识障碍等严重并发症。对于这类病例，不应以手术全切除为目的，而是以明确病理诊断、消除占位效应、有效降低肿瘤负荷和重建脑脊液循环通路为手术目标。

弥漫性中线胶质瘤，*H3K27*变异型，是一种预后较差的恶性肿瘤，目前2年总生存率＜10%。已有研究显示，*H3.1*或*H3.2 p.K28M*突变或EZHIP过表达的弥漫性中线胶质瘤患者的总生存期（16个月）比*H3.3 p.K28M*突变的弥漫性中线胶质瘤患者（11个月）稍长。年龄＜3岁或＞10岁、较长的症状潜伏期（＞24周）和诊断时的系统性治疗是总生存期的预测因素。*TP53*突变已被证明与放疗耐受相关。*EGFR*突变的儿童型双侧丘脑胶质瘤的中位总生存期为10~14个月，大多数患儿在2年内死于这种疾病。

病例8　脑干弥漫性中线胶质瘤

一、病情简介

病史：女性，5岁，因"头部摔伤15天余"入院。15天前患儿不慎摔倒，枕部着地，当时无恶心、呕吐、抽搐、意识改变、视物模糊、复视、言语不能等症状，2天后患儿因精神不振、反应减慢就诊于当地医院，诊断为"重感冒"，口服药物治疗（具体不详），未见明显好转。3天前急诊就诊于我院，行头部MRI检查示"脑干占位性病变"。收入神经外科进一步治疗。

专科查体： 入院时神志清楚，双侧瞳孔等大等圆，直径约3 mm，对光反射灵敏，四肢肌力5级，肌张力正常，后枕部可见散在烧灼痂壳，余查体不合作。

影像学检查： 术前头部MRI检查示脑干占位性病，如图3-37所示。

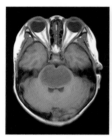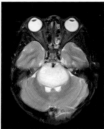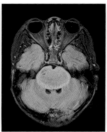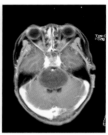

图3-37 术前MRI表现

注：脑干区片团状长T₁、长T₂信号肿块影，FLAIR呈混杂稍高信号，增强扫描未见明显强化，占位效应明显，第四脑室受压变窄。

二、临床诊治过程

术前诊断

脑干占位：弥漫性胶质瘤？

手术治疗过程

入院后完善术前相关检查，在全麻下行"脑干占位活检术"。术后病情稳定。术后复查头部MRI表现如图3-38所示。

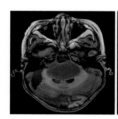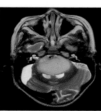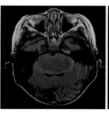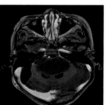

图3-38 术后复查头部MRI表现

注：病灶活检术后，脑干区片团状长T₁、长T₂信号肿块影，FLAIR呈混杂稍高信号，增强扫描未见明显强化，占位效应明显，第四脑室受压变窄。

病理检测

HE染色、免疫组化及分子检测结果如图3-39和表3-9所示。

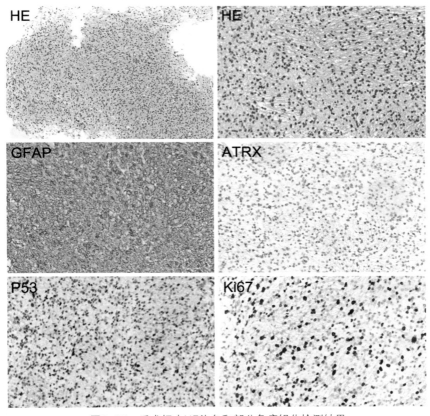

图3-39　手术标本HE染色和部分免疫组化检测结果

表3-9　手术标本病理检测类型及结果

病理检测类型	检测结果
HE染色	见图3-39
免疫组化检测	GFAP（＋）、Oligo2（＋）、P53（＋）、ATRX（＋）、Syn（±）、EMA（－）、NeuN（－）、Ki67（＋，40%）
分子检测	检出*H3F3A*基因第27密码子突变（*K27M*） 未检出*HIST1H3B*基因第27密码子突变 未检出*BRAF*^{V600E}基因突变 未检出*IDH1*基因第132密码子突变 未检出*IDH2*基因第172密码子突变 未检出*MGMT*基因启动子区域甲基化 未检出*TERT*基因启动子250位点和228位点突变

病理诊断

综合肿瘤组织形态、免疫组化和分子检测结果，整合诊断为弥漫性中线胶质瘤，*H3K27*变异型，WHO 4级。

术后辅助治疗

术后辅助诊疗方案：同步放化疗后序贯辅助化疗。

同步放化疗方案：采用IGRT+IMRT技术，定位CT与MRI融合图像勾画靶区，放射剂量为PTV 5 040 cGy/28次；放疗期间给予TMZ同步化疗，剂量为70 mg/d，每日1次。放化疗期间未见头痛、呕吐等明显放疗相关不良反应，未发生肝功能损害等化疗相关不良反应。

随访及病情转归

患者术后病情稳定，目前正在序贯化疗中，患者依从性较好，无明显特殊不良反应。

三、讨论

脑干肿瘤约占所有CNS肿瘤的10%，在14岁以下儿童，这一比例达到了12%，其预后与肿瘤的生物学行为高度相关。该病例从术前的影像学表现可以初步诊断为弥漫内生性脑桥胶质瘤（diffuse intrinsic pontine glioma，DIPG），该疾病是指一组侵袭强的具有高度异质性的肿瘤，中位发病年龄为6~7岁，预后极差，约占儿童脑干肿瘤的四分之三。在WHO CNS5中，该类肿瘤实体诊断为"弥漫性中线胶质瘤，*H3K27*变异型"，WHO分级为4级，尤其是具有*H3K27M*突变等分子特征的预后更差。

由于脑干（脑桥）位置较为特殊，肿瘤呈弥漫内生性生长，临床上可根据典型的影像学特征做出DIPG的诊断。在WHO CNS5中，分子特征是胶质瘤的诊断分类及分型的重要依据，同时分子特征在胶质瘤的预后中具有非常重要的作用，比如中线部位胶质瘤*H3K27M*突变的检测。因此，对该类肿瘤获取组织样本进行分子特征的检测仍然是非常必要的，然而该类肿瘤由于特殊的位置和生长方式，手术难度及风险极大，也无法完全或大部分切除肿瘤，通常建议活检或部分切除肿瘤进一步明确诊断及进行分子特征的检测。明确诊断后，建议术后进一步辅助治疗，包括辅助放疗和化疗等手段。尽管如此，目前治疗手段仍非常有限，且预后很差。目前国际上已有多项针对DIPG的治疗药物正在临床试验中，包括新药ONC201（临床试验编号NCT05009992）以及帕诺司他溶液制剂MTX110，期待在未来能够出现针对该类疾病有效的药物或其他治疗手段。

第四章
脑室系统胶质瘤

第一节　概　述

胶质瘤是CNS最常见的原发性恶性脑肿瘤，可发生在其任何部位，其中以大脑半球（尤其是额颞叶）最为常见，而单纯发生于脑室系统内的肿瘤相对少见。脑室系统的胶质瘤可发生于侧脑室、第三脑室以及第四脑室。研究表明脑室受累是影响胶质瘤总生存期的一个不良预后因素，与发生于大脑皮质的弥漫性胶质瘤相比，位于脑室的弥漫性胶质瘤预后更差，这可能与脑室位置深、周围结构复杂以及容易引起较为严重的并发症等主要因素有关。

由于脑室结构的特殊性，通常在手术操作中想要切除该部位的胶质瘤，不可避免地与脑室沟通，可能导致血性脑脊液等进入脑室内，因此该类疾病在术后存在较高的并发症发生率，尤其是脑积水。本章结合华西脑深部肿瘤和胶质瘤亚专业特色以及在脑室系统肿瘤方面的手术治疗经验，对脑室系统胶质瘤经典病例进行展示和解析。

第二节　经典病例解析

病例1　儿童型弥漫性高级别胶质瘤

一、病情简介

病史：女性，8岁，因"头晕、头痛10天余，加重1天余"入院。

患儿10天前无明显诱因出现头晕、头痛，阵发性疼痛，持续数分钟到数小时不等，可自行缓解，伴呕吐数次（具体不详），呕吐物为胃内容物，无喷射状呕吐，无意识障碍，无大小便失禁、胸闷、胸痛、腹胀、腹痛等症状，曾到社区医院就诊，予以对症处理（具体不详），症状未见明显好转。1天前，患儿症状较前加重，以持续性头痛为主，呕吐较前频繁，非喷射状，遂到当地医院就诊，完善头部CT检查示"额叶出血"，建议到上级医院治疗，遂到我院急诊就诊，完善相关检查后收入神经外科。

专科查体： 入院时神志清楚，精神可，对答准确切题，双侧瞳孔等大等圆，直径约3 mm，对光反射灵敏，四肢肌力5级，双下肢无水肿。

影像学检查： 术前头部MRI检查示双侧脑室前份及胼胝体膝部占位，如图4-1所示。

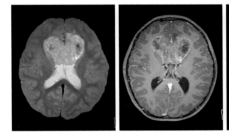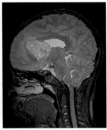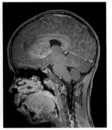

图4-1 术前头部MRI表现

注：双侧脑室前份及胼胝体膝部混杂稍长T$_2$信号肿块影，侵犯邻近额叶，其内少许斑片状短T$_2$信号影，增强扫描不均匀强化。

二、临床诊治过程

术前诊断

双侧脑室前份及胼胝体膝部占位：胶质瘤？

手术治疗过程

入院后完善术前相关检查，在全麻下行"左侧脑室及胼胝体巨大占位性病变切除术"，术中见病变位于左侧脑室前角及胼胝体，部分侵犯至右侧脑室，呈灰白色，鱼肉状，质地柔软，血供丰富，肿瘤与周围脑组织分界欠清楚。术后病情稳定。

术后复查头部MRI表现如图4-2所示。

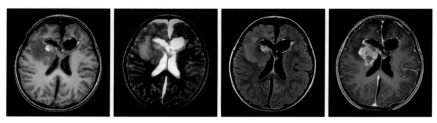

图4-2　术后复查头部MRI表现

注：病灶切除术后，术区增强扫描边缘强化，右侧额叶见团块状长T_1、稍长T_2信号影，FLAIR呈稍高信号，增强扫描明显强化，为部分残留病灶。

病理检测

HE染色、免疫组化及分子检测结果如图4-3和表4-1所示。

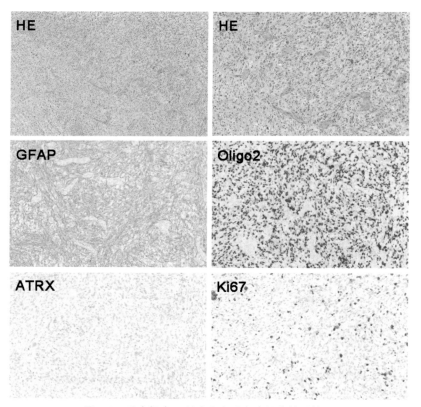

图4-3　手术标本HE染色和部分免疫组化检测结果

表4-1 手术标本病理检测类型及结果

病理检测类型	检测结果
HE染色	见图4-3
免疫组化检测	GFAP（部分+）、Oligo2（+）、IDH1（-）、ATRX（-）、P53（部分+）、BRAF^{V600E}（-）、EMA（-）、H3K27M（-）、H3K27me3（+）、Ki67（+，20%）
分子检测	未检出$BRAF^{V600E}$基因突变 未检出$H3F3A$基因第27密码子突变 未检出$HISTIH3B$基因第27密码子突变 未检出$IDH1$基因第132密码子突变 未检出$IDH2$基因第172密码子突变 未检出$MGMT$基因启动子区域甲基化 未检出$TERT$基因启动子228位点突变和250位点突变

病理诊断

综合肿瘤组织形态、免疫组化和分子检测结果，整合诊断为儿童型弥漫性高级别胶质瘤，$H3$和IDH野生型，WHO 4级。

术后辅助治疗

术后辅助诊疗方案：同步放化疗后序贯辅助化疗。

同步放化疗方案：采用IGRT+VMAT技术，定位CT与MRI融合图像勾画靶区，计划放射剂量为PTV 5 940 cGy/33次，单次剂量为180 cGy；同时给予TMZ同步化疗，剂量为70 mg/d，每日1次。放化疗期间暂未出现头痛、呕吐等明显放疗相关不良反应，未发生肝功能损害等化疗相关不良反应。

现患儿同步放疗中，计划同步放化疗后，给予6周期TMZ序贯辅助化疗，具体方案：200 mg/d，第1~5天应用，每28天为1个周期。期间患儿治疗耐受性良好。

随访及病情转归

目前患儿病情稳定，仍在辅助治疗过程中，需密切随访病情。

三、讨论

患儿术前有急性头痛伴呕吐病史，影像学检查明确提示双侧脑室前份及胼胝体膝部巨大占位性病变：胶质瘤？患儿无手术禁忌证，手术指征明确。病变位于大脑深部双侧脑室前角，注意手术过程中操作温柔，减轻因机械性损伤所致的术后脑水肿。术后病理诊断：儿童型弥漫性高级别胶质瘤，*H3*和*IDH*野生型，WHO 4级。WHO CNS5将儿童型弥漫性胶质瘤在病理学上主要分为两类：儿童型弥漫性低级别胶质瘤以及儿童型弥漫性高级别胶质瘤。两个家族的肿瘤均被分成了四个亚型，其中儿童型弥漫性高级别胶质瘤根据肿瘤分子特征分为四类：①弥漫性中线胶质瘤，*H3K27*变异型；②儿童型弥漫性高级别胶质瘤，*H3*野生型，*IDH*野生型；③弥漫性半球胶质瘤，*H3G34*突变型；④婴儿型半球胶质瘤。基于WHO CNS对儿童型弥漫性高级别胶质瘤的命名标准，可见肿瘤诊断需要整合肿瘤的形态学以及分子学特征，这种整合多层信息的精准诊断方式为肿瘤的预后判断以及术后精准治疗提供了重要基础。基于分子检测的病理诊断为下一阶段各肿瘤的精准治疗研究提供了分子基础。然而华西胶质瘤MDT团队清楚认识到：尽管儿童型弥漫性高级别胶质瘤的分子诊断取得了较大进展，但这类高级别肿瘤患儿的预后一直未能获得较为显著的改善，尽管传统的化疗可能对正在发育的患儿大脑有一定的损伤，但为了更好地控制肿瘤，建议进行规范化的综合治疗。

病例2　右侧脑室室管膜瘤

一、病情简介

病史： 女性，40岁，因"头痛2月余"入院。患者于2月前无明显诱因出现头痛，呈胀痛，可自行缓解，无恶心、呕吐、肢体活动障碍、抽搐及意识障碍等症状，余未诉特殊不适。在当地医院行头部增强MRI检查示"右侧脑室前角占位"。为求进一步诊治来我院门诊就诊。

专科查体：生命体征平稳，神志清楚，对答切题，双侧瞳孔等大等圆，直径约3 mm，对光反射灵敏，四肢肌力及肌张力正常，脑膜刺激征阴性，双侧病理征阴性，余未见明显阳性体征。

影像学检查：术前头部多模态MRI检查示右侧脑室前角占位，病变强化不明显，如图4-4所示。

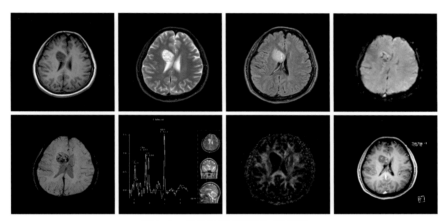

图4-4　术前头部多模态MRI表现

注：右侧脑室前份肿块影，边界清楚，以长T$_1$、长T$_2$信号为主，FLAIR呈高信号，SWI见多发低信号，MRS示病灶区内NAA/Cho比值未见倒置，DTI示病灶区局部白质纤维束中断，增强扫描轻度不均匀强化。

二、临床诊治过程

术前诊断

右侧脑室占位：肿瘤？炎症？

手术治疗过程

入院后完善术前相关检查，在全麻下行"右侧脑室占位切除术"。显微镜下安全切除全部病变，手术顺利。术后病情稳定，术后复查头部MRI表现如图4-5所示。

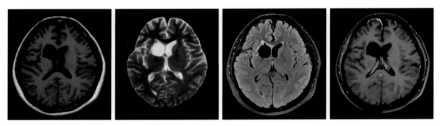

图4-5 术后复查头部MRI表现

注：右侧脑室术区残腔影，周围脑实质少许长T$_2$信号影，FLAIR呈高信号，未见异常强化。

病理检测

HE染色、免疫组化及分子检测结果如图4-6和表4-2所示。

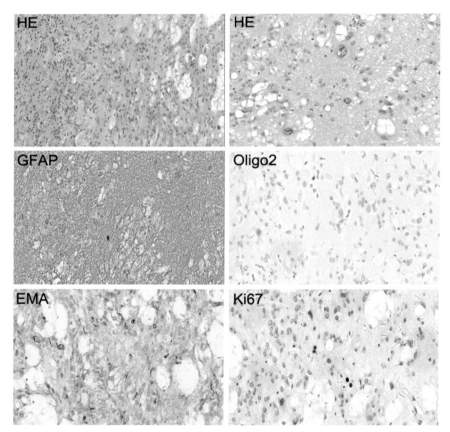

图4-6 手术标本HE染色和部分免疫组化检测结果

表4-2 手术标本病理检测类型及结果

病理检测类型	检测结果
HE染色	见图4-6
免疫组化检测	GFAP（+）、EMA（+）、Oligo2（-）、SOX2（+）、H3K27me3（+）、H3K27M（-）、Syn（-）、CD34（-）、P53（-）、TTF1（-）、BRAF^{V600E}（-）、NeuN（-）、ATRX（+）、IDH1（-）、Nestin（-）、Ki67（+，<5%）
分子检测	未检出*IDH1*基因第132密码子突变 未检出*IDH2*基因第172密码子突变 未检出*MGMT*基因启动子区域甲基化 未检出*TERT*基因启动子228位点突变和250位点突变

病理诊断

综合肿瘤组织形态、免疫组化和分子检测结果，整合诊断为幕上室管膜瘤，WHO 2级。

术后辅助治疗

术后辅助诊疗方案：辅助放疗。

放疗方案：采用IGRT+VMAT技术，定位CT与MRI融合图像勾画靶区，放射剂量为PTV 5 404 cGy/28次。放疗期间未见头痛、呕吐等不良反应。

随访及病情转归

患者术后病情稳定，术后6个月复查头部MRI示未见术区存在异常信号（图4-7）。术后3年复查头部MRI示未见肿瘤复发（图4-8），目前病情稳定。

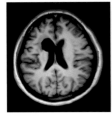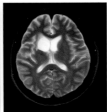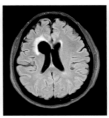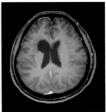

图4-7 术后6个月复查头部MRI表现

注：右侧额叶术区残腔影，与右侧脑室前角相通，周围脑实质少许长T$_2$信号影，FLAIR呈高信号，增强扫描未见明显强化。

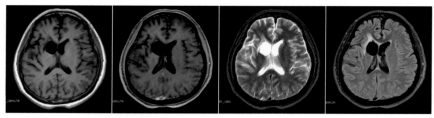

图4-8　术后3年复查头部MRI表现

三、讨论

患者术前有间断头痛2月余病史，影像学检查明确提示右侧脑室占位性病变，病变强化不明显，且波谱未提示病变Cho显著升高，使得对该病变的术前诊断更加困难，患者无手术禁忌证，手术指征明确。病变位于右侧脑室前角，位置深在，需注意仔细探查肿瘤边界以便尽可能全切除病变；操作温柔，减轻因机械性损伤所致的术后脑水肿，有利于术后患者的快速康复。术后病理诊断：幕上室管膜瘤，WHO 2级。

室管膜瘤是起源于室管膜细胞的一种恶性脑肿瘤，最好发于儿童。按照在CNS的发病部位，室管膜瘤主要分为三类：幕上、后颅窝以及脊髓室管膜瘤。成人幕上室管膜瘤的发病部位既可位于脑室内，也可生长于脑室外。我们的回顾性临床研究发现，幕上脑室内室管膜瘤和幕上脑室外室管膜瘤的发病率并无显著差异。WHO CNS5修正了关于室管膜瘤的命名，即将间变性管膜瘤（WHO 3级）更名为室管膜瘤（WHO 3级），所有的室管膜瘤均按照部位、肿瘤病理类别以及级别或基因检测结果的标准命名。生长于侧脑室的室管膜瘤的鉴别诊断要注意与室管膜下瘤、中枢神经细胞瘤（central neurocytoma，CN）等脑室系统常见肿瘤进行区分，病理检测是鉴别上述肿瘤类别的金标准。幕上室管膜瘤通常伴随着ZFTA、RELA或YAP1相关基因融合。术前多模态MRI对于病变性质的预判具有指导意义。正常脑组织的Cho/NAA比值常小于0.3；当Cho/NAA比值高于2时，病变很可能属于高级别肿瘤。研究发现，间变性室管膜瘤（WHO 3级）的Cho/NAA比值显著升高。更高的病理级别和手术全切除是室管膜瘤预后良好的重要预测因素。我们的研究还发现，尽管幕上脑室外室管膜瘤（WHO 3级）

患者占比显著高于幕上脑室内室管膜瘤（WHO 3级）患者，但幕上脑室外室管膜瘤（WHO 3级）患者中位总生存期相较于幕上脑室内室管膜（WHO 3级）患者却显著延长。

病例3 鞍区及第三脑室毛细胞型星形细胞瘤

一、病情简介

病史： 女性，19岁，因"头痛2年余，鞍区及第三脑室占位术后1年余"入院。2年前患者无明显诱因开始出现间断性头痛，可自行缓解，未行相关诊疗。后头痛发作频率逐渐增加，单词持续时间逐渐变长，最长可持续半天，同时伴有耳鸣、呕吐及眼部胀痛。后于1年前于当地医院就诊行头部MRI检查发现"鞍区、第三脑室占位"，遂于当地医院行肿瘤手术切除，具体诊疗经过不详，家属向手术医生告知肿瘤部分切除。后患者症状改善不佳，遂至我院神经外科门诊就诊寻求进一步诊治，复查头部MRI示"鞍区及第三脑室占位"，门诊以"鞍区、第三脑室占位"收入神经外科。

发病以来，患者精神、饮食尚可，睡眠一般，大小便无明显异常，体重未见明显变化。

专科查体： 入院时神志清楚，对答切题，双侧瞳孔等大等圆，直径约3 mm，对光反射灵敏，四肢肌力及肌张力正常，双侧病理征阴性。

影像学检查： 术前行头部MRI检查示第三脑室下份漏斗区混杂信号影并幕上梗阻性脑积水，如图4-9所示。

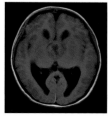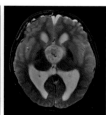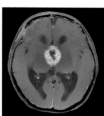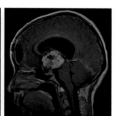

图4-9 术前头部MRI表现

注：第三脑室下份团块状混杂信号影，以等T₁、稍长T₂信号为主，增强扫描明显不均匀强化，病灶向下推挤视交叉及垂体柄，双侧脑室积水。

二、临床诊治过程

术前诊断

鞍区及第三脑室占位：胶质瘤？

手术治疗过程

入院后完善术前相关检查，在全麻下行"鞍区、第三脑室占位切除术"。术后病情稳定，术后复查头部MRI表现如图4-10所示。

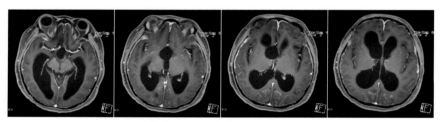

图4-10 术后复查头部MRI表现

注：肿瘤完全切除，未见肿瘤残留。

病理检测

HE染色、免疫组化及分子检测结果如图4-11和表4-3所示。

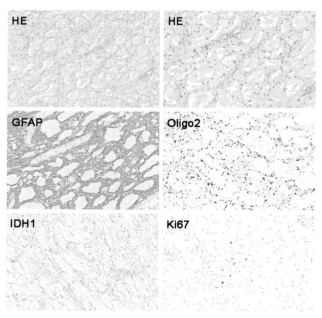

图4-11 手术标本HE染色和部分免疫组化检测结果

表4-3　手术标本病理检测类型及结果

病理检测类型	检测结果
HE染色	见图4-11
免疫组化检测	GFAP（+）、Oligo2（+）、ATRX（+）、IDH1（-）、EGFR（-）、P53（-）、EMA（-）、NeuN（-）、Ki67（+，2%）
分子检测	检出*BRAF*基因信号分离 未检出*BRAF*^{V600E}基因突变 未检出*IDH1*基因第132密码子突变 未检出*IDH2*基因第172密码子突变 未检出*MGMT*基因启动子区域甲基化 未检出*TERT*基因启动子228位点和250位点突变

病理诊断

综合肿瘤组织形态、免疫组化和分子检测结果，整合诊断为毛细胞型星形细胞瘤，WHO 1级。

随访及病情转归

根据患者病理类型，术后嘱患者定期复查头部MRI，无其他特殊处理。术后4个月左右出现头痛及认知功能下降，复查发现脑积水征象较前明显，遂入院行VPS。VPS后患者的症状得到缓解，后续病情稳定，术后6个月复查头部MRI表现如图4-12所示，脑积水较前有所缓解。

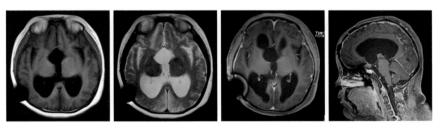

图4-12　术后6个月复查头部MRI表现

注：鞍区、第三脑室病灶切除术后，增强扫描未见明显强化，可见幕上脑积水。

三、讨论

毛细胞型星形细胞瘤是儿童和青少年中最常见的胶质瘤种类，其在男性患者中的发病率略高于女性。其发病部位主要为小脑以及大脑中线结构，包括视神经、下丘脑、丘脑、基底节以及脑干等。而位于中线部位的巨大的毛细胞型星形细胞瘤的主体部分常位于脑室系统中，导致难以判断其起源部位。本病例中病变部位主要位于第三脑室中，难以判断其确切起源。但由于其是一种生长缓慢的低级别肿瘤，仅通过手术切除相应病变后其10年总生存率即可达到95%，所以对于大部分不具有间变性特征的病例，单纯手术切除已可获得良好的疗效。

本例病例病变主要位于第三脑室，同时伴有脑积水，对于此类患者，术后脑积水发生概率较高，如何预防及处理脑积水成为肿瘤切除之外的另一重点问题。关于术后脑积水，有以下几点建议：①术中注意脑脊液循环道路的重建：必要时可行第三脑室底造瘘将脑脊液从第三脑室引向桥前池，进而避免因第三脑室—导水管—第四脑室路径上的堵塞造成的脑积水。②术中止血需彻底：在脑室部位肿瘤的手术中，术中要尽量减少出血量，避免在脑脊液循环通路中产生血块堵塞从而引起脑积水，同时，关颅前一定要止血彻底，避免术后少量出血导致的脑积水。③VPS的应用：对于术后发生脑积水且难以耐受的病例，VPS可以极大缓解其脑积水状况并改善相关症状，但也要注意VPS时机的选择以及后续的分流管动态调压。

病例4　第四脑室室管膜瘤

一、病情简介

病史：因"头痛、呕吐半个月"入院。患者半个月前无明显诱因出现呕吐，表现为进食后非喷射状呕吐，伴轻微头痛不适，无肢体抽搐、肢体偏瘫、精神行为异常、大小便失禁等。当地医院以"慢性胃炎"治疗后呕吐稍好转，后又反复呕吐，较前加重，伴显著头痛。为求进一步治疗，就诊于我院，行头部检查发现"第四脑室占位"，遂收入神经外科住院治疗。

专科查体：入院时神志清楚，精神食欲差，急性病容，双侧瞳孔等大等圆，直径约3 mm，对光反射灵敏，脑神经无明显阳性体征，四肢肌力、肌张力正常，病理征阴性，脑膜刺激征阴性。

影像学检查：术前头部MRI检查示第四脑室占位，如图4-13所示。

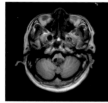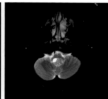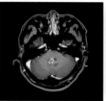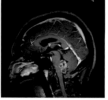

图4-13 术前头部MRI表现

注：第四脑室区不规则囊实性肿块影，增强扫描其内见点状及条状强化，继发轻度梗阻性脑积水。

二、临床诊治过程

术前诊断

第四脑室占位：室管膜瘤？

手术治疗过程

入院后完善术前相关检查，在全麻下行"第四脑室占位切除术"，术中见病变主要位于第四脑室，通过正中孔突向延髓背侧，肿瘤呈灰白色实性，质地较软，血供较丰富，病变与第四脑室底粘连明显。术后患者病情稳定，术后复查头部MRI表现如图4-14所示。

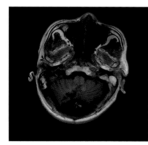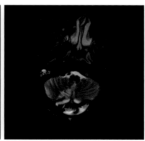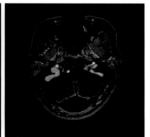

图4-14 术后复查头部MRI表现

注：枕部术后，第四脑室病灶全切除，术区及邻近脑膜增厚、强化。

病理检测

HE染色、免疫组化及分子检测结果如图4-15和表4-4所示。

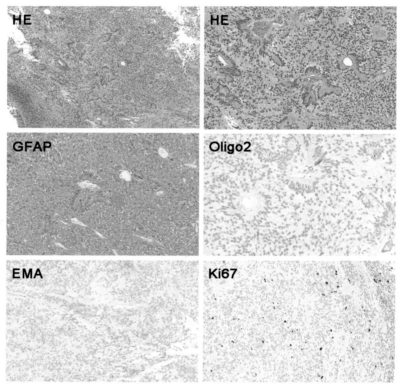

图4-15　手术标本HE染色和部分免疫组化检测结果

表4-4　手术标本病理检测类型及结果

病理检测类型	检测结果
HE染色	见图4-15
免疫组化检测	EMA（点状+）、GFAP（+）、S100（+）、TTF1（-）、Oligo2（-）、H3K27me3（+）、H3K27M（-）、Ki67（+，10%）
分子检测	未检出有意义的*RELA*基因易位

病理诊断

综合肿瘤组织形态、免疫组化和分子检测结果，整合诊断为室管膜瘤，WHO 2级。

术后辅助治疗

术后辅助诊疗方案：辅助放疗。

放疗方案：采用VMAT技术，定位CT与MRI融合图像勾画靶区，放射剂量为PTV 5 400 cGy/27次。放疗期间未见头痛、呕吐等明显不良反应。

随访及病情转归

患者术后6个月病情稳定，复查头部MRI表现如图4-16所示。

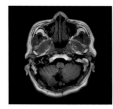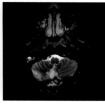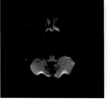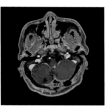

图4-16 术后6个月复查头部MRI表现

注：枕部术后，术区未见肿瘤复发。

三、讨论

患者术前有逐渐加重的头痛伴呕吐病史，影像学检查明确提示第四脑室囊实性占位性病变，伴轻度脑积水，肿瘤可能性最大：室管膜瘤？髓母细胞瘤？患者无手术禁忌证，手术指征明确。第四脑室占位性病变因脑脊液循环通路受阻容易导致脑积水形成，在严重情况下可能出现危及生命的脑疝。对于伴有意识改变的第四脑室占位首诊患者，要严密监测患者病情变化，必要时可先行脑室外引流手术以解除脑疝形成风险，再择期进行肿瘤切除手术。该病例病变主体位于第四脑室内，经后正中入路易于显露病变以实现肿瘤全切除。肿瘤体积较大，建议取标本送检后首先从瘤内切除部分肿瘤进行减压，逐渐向外切除病变，减轻对第四脑室前侧方重要神经或血管的损伤。该病例肿瘤前方毗邻脑干背侧，在分离肿瘤边界时要注意保护脑干的锥体束、神经核团以及环绕于脑干周边的小脑后下动脉；当脑干受累时，不可一味追求全切除，建议在术中神经电生理监测下尽可能保全神经功能并最大范围地切除肿瘤。研究认为术中神经电生理监测有助于最大范围地安全切除第四脑室肿瘤。术后病理诊断：室管膜瘤，WHO 2级。

室管膜瘤总发病率占所有CNS肿瘤的1%~5%。位于第四脑室内的室管膜瘤切除对于神经外科医生来说具有挑战性。现今认为更大的手术切除范围与肿瘤患者更好预后密切相关。此外，室管膜瘤（WHO 3级）也是肿瘤患者预后更差的预测因素。有研究报道了第四脑室室管膜瘤切除术后10余年出现肿瘤脊髓播散复发的病例，因此室管膜瘤患者术后应坚持长期随访复查。

第五章
疑似胶质瘤的其他类型脑肿瘤

第一节　概　述

　　胶质瘤是CNS最常见的恶性脑肿瘤。胶质瘤临床表现主要包括颅内压增高、神经功能及认知功能障碍和癫痫发作三大类。在胶质瘤的临床诊断中，CT和MRI等是常用的影像学诊断方式。结构性MRI和功能性MRI、多模态MRI以及PET等检查手段对胶质瘤的鉴别诊断及治疗效果评价有重要意义。随着影像技术的不断发展和临床诊疗经验的不断积累，目前在颅内肿瘤的临床诊疗过程中，在术前能够通过影像学检查基本判断多数肿瘤的性质，包括胶质瘤等恶性肿瘤。然而，有一部分颅内病变由于没有典型的影像学特征以及可能合并较为复杂的其他特征，在术前通常误认为是胶质瘤，经手术切除后组织送病理科检查后确诊为其他类型的病变，包括其他类型的脑肿瘤（如淋巴瘤）和非肿瘤性病变（如CNS血管炎）等。

　　本章我们重点讨论在胶质瘤鉴别诊断中的其他类型肿瘤——疑似胶质瘤的其他类型脑肿瘤，常见的有中枢神经细胞瘤、CNS淋巴瘤、黑色素瘤以及转移瘤等。

第二节　经典病例解析

病例1　左侧脑室中枢神经细胞瘤

一、病情简介

病史： 男性，25岁，因"头痛20余天"入院。患者于20天前无明显诱因及先兆出现前额部间断性疼痛，性质呈胀痛，无一过性晕厥，无恶心、呕吐，无行动障碍。期间患者头痛症状未见缓解与显著加重，于当地医院行头部增强MRI检查示"左侧脑室体部、后角占位性病变，性质？"为求进一步诊治，遂来我院就诊。

专科查体： 入院时神志清楚，对答切题，双侧瞳孔等大等圆，直径约3 mm，对光反射灵敏；四肢肌力5级，肌张力正常，脑膜刺激征阴性，余未见明显阳性体征，术前KPS为100分。

影像学检查： 术前行头部MRI检查示左侧脑室占位，如图5-1所示。

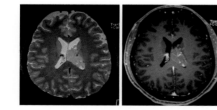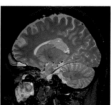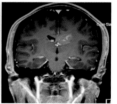

图5-1　术前MRI表现

注：左侧脑室体部团状稍长T$_2$信号影，增强扫描不均匀强化，内见穿行小血管影。

二、临床诊治过程

术前诊断

左侧脑室占位：肿瘤？

手术治疗过程

入院后完善术前相关检查，在全麻下行"左侧脑室占位切除术"。术中经三角区入路进入左侧脑室后角，发现病变主体位于左侧脑室体部及后角，病变与周围脑组织界限不清晰，呈实性、胶冻样改变，血供较为丰富。显微镜下全切除肿瘤。手术顺利，术后病情稳定，未发生手术相关并发症。术后复查头部MRI表现如图5-2所示。

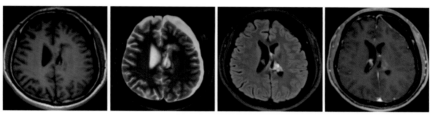

图5-2 术后复查头部MRI表现

注：左侧额顶部术后骨瓣影，硬脑膜下间隙积液，左侧脑室体部区病灶切除，局部信号稍混杂。

病理检测

HE染色、免疫组化检测结果如图5-3和表5-1所示。

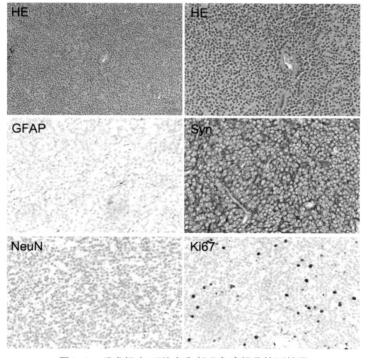

图5-3 手术标本HE染色和部分免疫组化检测结果

表5-1　手术标本病理检测类型及结果

病理检测类型	检测结果
HE染色	见图5-3
免疫组化检测	Syn（+）、NeuN（±）、GFAP（-）、Oligo2（-）、EMA（-）、D2-40（-）、INI1（+）、H3K27M（-）、H3K27me3（+）、Ki67（+，10%~15%）

病理诊断

综合肿瘤组织形态及免疫组化检测结果，整合诊断为中枢神经细胞瘤，WHO 2级。细胞增殖指数较高，不排除不典型中枢神经细胞瘤。

术后辅助治疗

术后辅助诊疗方案：术后放疗。

放疗方案：采用IGRT+VMAT技术，定位CT与MRI融合图像勾画靶区，放射剂量为PTV 5 800 cGy/29次。放疗期间未见头痛、呕吐等明显放疗相关不良反应。

随访及病情转归

患者术后病情稳定，规律于我院门诊随访复查，术后6个月、19个月复查头部MRI示未见异常信号影。术后6个月复查头部MRI表现如图5-4所示。

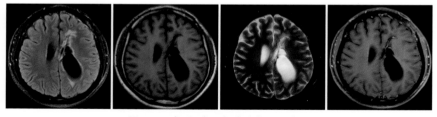

图5-4　术后6个月复查头部MRI表现

注：左侧额叶内可见软化及胶质增生，其内可见条状强化影。左侧脑室三角区扩大。

三、讨论

该患者术前有持续20余天的头痛病史，影像学检查明确提示左侧脑室体部、后角占位性病变，术前诊断可能性最大的是肿瘤：中枢神经细胞瘤？胶质瘤？室管膜瘤？生殖细胞瘤？患者手术指征明确，经三角区入路易于病变显露。脑室内手术要注意避免手术过程中血液大量进入左侧脑室以及第三脑室，避免术后脑积水形成；同时，提倡手术全程不牵拉周围正常脑组织，以减轻手术相关并发症，如脑水肿及术后脑出血。

中枢神经细胞瘤是CNS较为罕见的低级别肿瘤（WHO 2级），占所有脑肿瘤的0.25%~0.50%，其发病的高峰年龄为20~40岁。发病部位常位于侧脑室，总体预后良好。在组织细胞学上，中枢神经细胞瘤有着明确的神经元神经细胞起源。当肿瘤的细胞增殖指数高于2%且伴随局灶性坏死、微血管增生即可诊断为不典型中枢神经细胞瘤，其临床预后相较典型中枢神经细胞瘤较差。目前关于中枢神经细胞瘤的分子遗传学研究并不充分，尚无针对该肿瘤的靶向治疗方式。通过新一代测序技术，一项研究报道了1例不典型中枢神经细胞瘤存在 *EWSR1-ATF1* 融合以及 *MUTYH G382D* 突变； *EWSR1-ATF1* 融合突变被报道发生于血管瘤样纤维组织细胞瘤、透明细胞肉瘤、原发性肺黏液样肉瘤等恶性间质肿瘤。 *MUTYH* 突变好发于肠道肿瘤，也被报道发生于儿童型胶质瘤中。尽管大多数中枢神经细胞瘤好发于中线部位侧脑室内，脑室外中枢神经细胞瘤也陆续被报道。中枢神经细胞瘤的典型病理特征包括：组织学上肿瘤细胞分布均匀，具有小圆形细胞核和透明细胞质，嵌入细纤维神经毡样基质中，表现出神经元/神经细胞分化；免疫组化提示肿瘤一致性表达突触素（synapsin）提示神经元分化，偶有GFAP阳性细胞出现。中枢神经细胞瘤与具有神经细胞特征的少突胶质细胞瘤以及其他的神经或胶质神经混合型脑肿瘤在内的多种肿瘤存在组织学特征的相似，故而对其鉴别诊断较为困难。最新研究发现 *FGFR1-TACC1* 融合是脑室外中枢神经细胞瘤的常见遗传学特征，这为该类肿细胞瘤的病理学诊断以及分子靶向治疗研究提供了重要参考。现今认为手术全切除是中枢神经细胞瘤的唯一有效治疗手段，并且能够实现较长的无进展生存期。肿瘤部分切除或者增殖指数超过5%是肿瘤快速复发的主要原因，对于复发的中枢神经细胞瘤或伴随脑脊液循环障碍患者，再次手术切除肿瘤能够使患者获益。

该病例临床和影像学表现非常典型，符合中枢神经细胞瘤的特征。通过显微手术实现了肿瘤全切除，为延缓肿瘤复发提供了基本保障。但由于病理学检测提示肿瘤细胞增殖指数较高，为10%~15%，属于不典型中枢神经细胞瘤，故我们在手术切除的基础上又采用了IMRT。

病例2　右侧岛叶基底节区胚胎发育不良性神经上皮肿瘤

一、病情简介

病史： 男性，20岁，因"反复抽搐伴意识障碍10[+]年，活检术后8[+]年，头痛、恶心2周"入院。10年前患者无明显诱因出现左侧肢体强直抽搐，伴有双眼上翻、口吐白沫、意识丧失、小便失禁，持续约半小时逐渐好转，于8年前行活检术，术后病理提示"低级别胶质瘤，WHO 2级（具体分子特征不详）"。活检后予以左乙拉西坦、奥卡西平、托吡酯抗癫痫治疗，癫痫症状有所缓解，但发作频率仍较频繁，约1周1次，最近3年上述症状发作频率为约1月1次，症状同前。2周前上述症状再发，伴左侧肢体抽搐，抽搐时伴流涎、神志不清，清醒后伴有头痛，呈间断性跳痛，每次持续半小时，发作频率为2~3次/天，自行服用镇痛药后缓解，伴有恶心，无呕吐，无胸闷、胸痛，无视力下降，无腹痛、腹胀等特殊不适。为求进一步诊治，就诊于我院收入神经外科行手术治疗。

专科查体： 入院时神志清楚，精神一般，双侧瞳孔等大等圆，直径约3 mm，对光反射灵敏，左侧肢体肌力及肌张力降低，约4级，余未见明显阳性体征。

影像学检查： 患者本次入院前10[+]年（活检术前2[+]年）头部MRI示右侧岛叶及基底节占位，如图5-5所示。

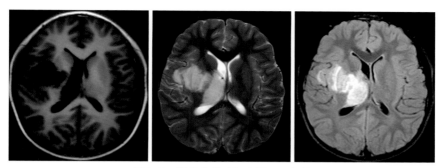

图5-5 活检前2⁺年头部MRI表现

注：右侧基底节、丘脑、屏状核、岛叶内见团片状长T₁、长T₂信号影，右侧脑室轻度受压，中线结构稍左偏。

入院前2⁺年（活检术后6⁺年）复查头部MRI表现如图5-6所示。

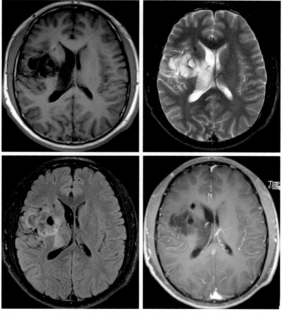

图5-6 入院前2⁺年（活检术后6⁺年）复查头部MRI表现

注：右侧基底节、丘脑、颞叶及岛叶内见不规则团片状长T₁、长T₂信号影，FLAIR呈以高信号为主的混杂信号，未见强化，右侧脑室明显受压。

入院前（活检术后8⁺年）复查头部MRI示右侧基底节、丘脑、颞叶及岛叶占位，病变范围较前明显增大，部分呈囊性，中线向对侧移位，如图5-7所示。

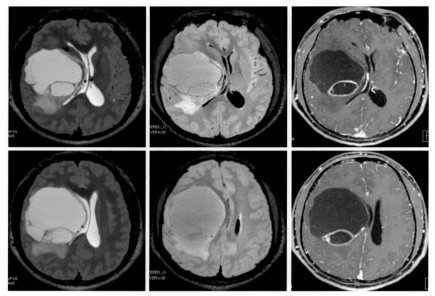

图5-7　入院前（活检术后8⁺年）复查头部MRI表现

注：右侧基底节、丘脑、颞叶及岛叶内见不规则团片状长T_2信号影，周围见片状长T_2信号影，FLAIR以高信号为主，增强扫描后方见环形强化灶，余病变强化不明显，右侧脑室明显受压。

二、临床诊治过程

术前诊断

1. 右侧额颞岛叶、基底节巨大占位：胶质瘤进展？

2. 右侧基底节"低级别胶质瘤"活检术后。

3. 继发性癫痫。

手术治疗过程

入院后完善相关术前检查，在全麻下行"右侧额颞岛叶、基底节占位切除术"。术中见病变主体位于右侧额叶深面，到达基底节区，病变呈囊实性，囊内含黄绿色液体，肿瘤实质较软，血供丰富，病灶与周围组织分界不清。手术顺利，术后病情稳定，未见明显特殊并发症。

病理检测

HE染色、免疫组化及分子检测结果如图5-8和表5-2所示。

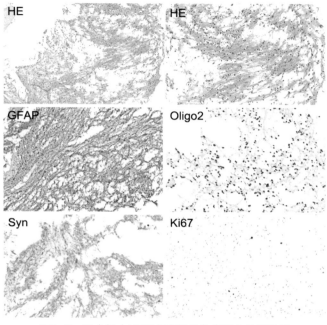

图5-8 手术标本HE染色和部分免疫组化检测结果

表5-2 手术标本病理检测类型及结果

病理检测类型	检测结果
HE染色	见图5-8
免疫组化检测	GFAP（+）、Oligo2（+）、IDH1（-）、P53（部分+）、ATRX（+）、NeuN（±）、H3K27M（-）、Syn（部分+）、BRAF（-）、Ki67（+，3%~5%）
分子检测	检出FGFR1基因大片段重排 未检出BRAF^{V600E}突变 未检出IDH1基因第132密码子突变 未检出IDH2基因第172密码子突变 未检出MGMT基因启动子区域甲基化 未检出TERT基因启动子250位点和228位点突变

病理诊断

结合肿瘤组织形态、免疫组化和基因检测结果，整合诊断为胚胎发育不良性神经上皮肿瘤（dysembryoplastic neuroepithelial tumor, DNT），WHO 1级。

随访及病情转归

患者术后病情稳定，最终病理诊断为DNT，术后暂无须特殊治疗，建议密切随访。术后癫痫控制良好，未再发作，术后15个月和26个月复查头部MRI检查示右侧额颞叶、右侧基底节及右侧丘脑手术残腔，术区未见占位征象（图5-9和图5-10）。

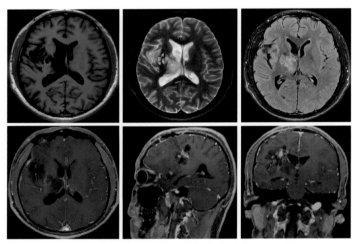

图5-9　肿瘤切除术后15个月复查头部MRI表现

注：右侧额颞岛叶、基底节区及丘脑见大片状不规则混杂信号影，边界不清，另可见线条状短T$_1$、短T$_2$信号影，FLAIR呈稍高信号，见不规则结节、条状强化。

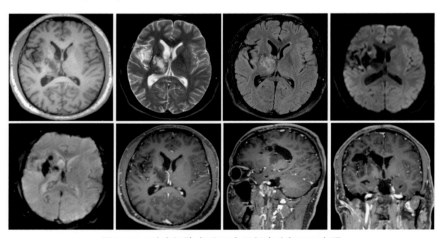

图5-10　肿瘤切除术后26个月复查头部MRI表现

注：右侧额颞岛叶、基底节区及丘脑见少许片状稍长T$_1$、长T$_2$信号影，FLAIR呈稍高信号，未见确切弥散受限，增强扫描见少许点状强化。

三、**讨论**

DNT是临床上较为少见的一类疾病，WHO CNS5将DNT归类于神经细胞–胶质细胞混合肿瘤，病理分级为WHO 1级。DNT主要发生于幕上脑皮质，以颞叶和顶叶多见，也可发生于透明隔、丘脑、小脑、脑干等部位。该疾病主要特点是儿童和青少年起病，多数患者常伴有癫痫，主要表现为难治性癫痫。MRI通常表现为皮质或皮质下单发或多发囊性信号，其内可见分隔样改变及多数强化的表现。对于非强化病灶，除MRI外还需要PET等检查进一步鉴别诊断。DNT诊断通常较为困难，需要与以下相关疾病进行鉴别，主要包括节细胞胶质瘤、少突胶质细胞瘤、低级别弥漫性胶质瘤及中枢神经细胞瘤等。DNT典型的组织学特征主要表现为多结节皮质内生长模式，具有"特殊的胶质神经元成分"，以及黏液基质中的漂浮神经元。在分子病理方面具有特征性的*FGFR1*改变，包括大片段重排、融合和无义突变。在没有普遍实施分子病理诊断前，DNT通常被诊断为"低级别胶质瘤，WHO 2级"。

DNT在治疗上通常行手术切除即可，术后无须放疗和化疗，临床预后良好。

病例3　**右侧丘脑胚胎发育不良性神经上皮肿瘤**

一、**病情简介**

病史：男性，29岁，因"头痛2月余"入院。患者2月前无明显诱因偶发头部隐痛，渐进性加重，伴有视力下降、耳鸣、恶心等，无呕吐、抽搐、意识障碍及肢体功能障碍，为求进一步诊治收入神经外科。

专科查体：神志清楚，双侧瞳孔等大等圆，直径约3 mm，对光反射灵敏，余下肌力、肌张力未见明显异常，生理反射存在，病理反射未引出，脑膜刺激征阴性。

影像学检查：术前行头部MRI检查示右侧丘脑占位，如图5-11和

图5-12所示。

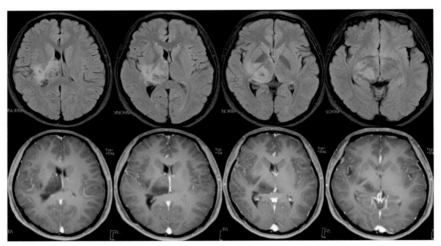

图5-11　术前头部MRI表现

注：右侧丘脑、基底节及岛叶片团状信号影，FLAIR呈高信号，增强扫描病灶未见明显强化。

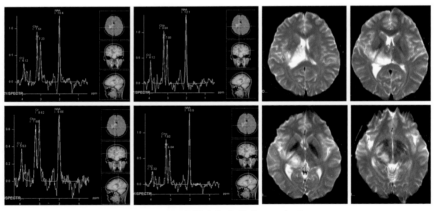

图5-12　术前头部多模态MRI表现

注：右侧丘脑、基底节及岛叶片团状稍长T_2信号影。MRS：部分区域Cho稍增高，NAA/Cho比值未见倒置。

二、临床诊治过程

术前诊断

右侧丘脑占位：胶质瘤？

手术治疗过程

入院后完善术前相关检查，在全麻下行"右侧丘脑占位性病变切除术"。手术顺利，术后患者麻醉苏醒后病情稳定，无明显特殊并发症。术后复查头部MRI表现如图5-13所示。

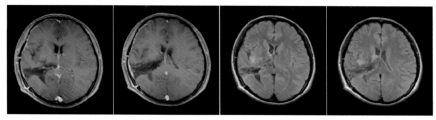

图5-13 术后复查头部MRI表现

注：右侧丘脑、基底节病灶切除，岛叶见少许FLAIR高信号，未见强化。

病理检测

HE染色、免疫组化及分子检测结果如图5-14和表5-3所示。

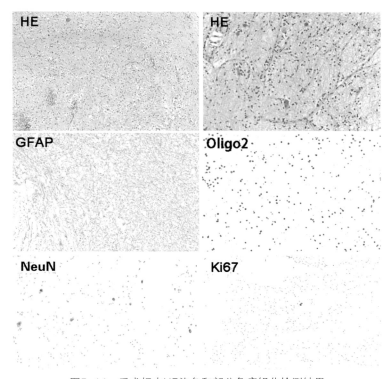

图5-14 手术标本HE染色和部分免疫组化检测结果

191

表5-3　手术标本病理检测类型及结果

病理检测类型	检测结果
HE染色	见图5-14
免疫组化检测	GFAP（+）、Oligo2（+）、ATRX（+）、H3K27M（-）、P53（个别+）、NeuN（神经元+）、Ki67（+，1%）
分子检测	未检出$BRAF^{V600E}$突变 未检出$IDH1$基因第132密码子突变 未检出$IDH2$基因第172密码子突变 未检出$PDGFRA$基因第385密码子突变

病理诊断

结合肿瘤组织形态、免疫组化和分子检测结果，整合诊断为DNT，WHO 1级。

随访及病情转归

该患者病理诊断为DNT，且手术切除范围满意，故后续无须辅助放化疗，术后每半年至门诊复查1次，术后3年复查头部MRI表现如图5-15所示，未发现病情变化及肿瘤复发征象。

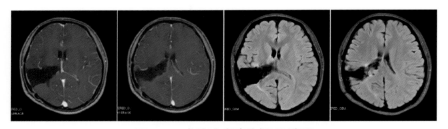

图5-15　术后3年复查头部MRI表现

三、讨论

DNT是一种WHO 1级的良性混合性胶质神经元肿瘤。DNT主要发生于儿童和青少年，绝大部分病例在20岁前被发现，与大多数胶质瘤一样，男性群体中DNT的发病率略高于女性。癫痫是其最常见的首发症状，典型表现为发生于儿童和青少年时期的药物耐受性的局灶性癫痫。DNT可发生于幕上任何位置的大脑皮质中，其中颞叶是其最好发部位，有研究报道颞叶DNT的占比可在60%以上。除颞叶外，额叶是其第二好发部位，其他包括尾状核、侧脑室以及透明隔等部位均有报道。由于其是良性肿瘤，所以手术切除即可达到满意的治疗效果，即使在手术未能全切除的病例中，经过长时间的随访也未发现有肿瘤复发的情况。

该病例发生于丘脑，临床上较为罕见。由于缺乏典型的临床表现和影像学特征，术前很难做出正确的临床诊断。

病例4　左侧颞叶恶性黑色素瘤

一、病情简介

病史： 男性，28岁，因"晕厥伴抽搐10天"入院。患者10天前在运动中突然晕厥，伴抽搐、口吐白沫，持续约5分钟，未诉视物重影感，无恶心、呕吐，未出现大小便失禁。外院影像提示"左侧颞叶混杂信号肿块，伴周围大片水肿，考虑肿瘤性病变，建议增强扫描进一步检查"。现为求进一步诊治入院。

专科查体： 入院时神志清楚，精神尚可，双侧瞳孔直径约3 mm，对光反射灵敏，四肢肌力及肌张力未见明显异常，余未见明显阳性体征。

影像学检查： 术前头部MRI检查示左侧颞叶占位，如图5-16所示。

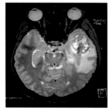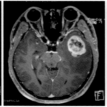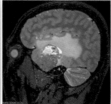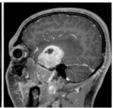

图5-16　术前头部MRI表现

注：左侧颞叶见团状混杂T$_2$信号影，周围见大片状长T$_2$信号影，增强扫描肿块明显不均匀强化，周围T$_2$WI高信号未见强化。

二、临床诊治过程

术前诊断

左侧颞叶占位：胶质瘤？

手术治疗过程

入院后完善术前相关检查，在全麻下行"左侧颞叶占位切除术"。术后病情稳定，术后复查头部MRI表现如图5-17所示。

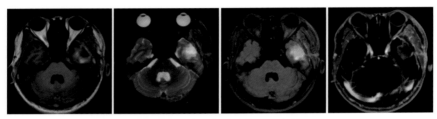

图5-17 术后复查头部MRI表现

注：左侧颞叶病灶全切除，术区不规则环形强化。

病理检测

HE染色、免疫组化及分子检测结果如图5-18和表5-4所示。

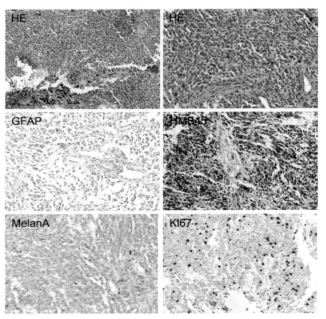

图5-18 手术标本HE染色和部分免疫组化检测结果

表5-4　手术标本病理检测类型及结果

病理检测类型	检测结果
HE染色	见图5-18
免疫组化检测	MelanA（+）、HMB45（+）、SOX10（+）、S100（小病灶+）、H3K27me3（+）、GFAP（-）、Oligo2（-）、P53（弱+）、desmin（-）、ATRX（+）、PR（-）、EMA（-）、SSTR2（-）、STAT6（-）、BRAFVE1（-）、CD34（-）、Ki67（+，20%）
分子检测	*KRAS*、*C-KIT*基因检测未见突变

病理诊断

综合肿瘤组织形态、免疫组化和分子检测结果，整合诊断为左侧颞叶恶性黑色素瘤。

术后辅助治疗

术后辅助诊疗方案：放疗同步化疗及免疫治疗。

放疗方案：采用IGRT+VMAT技术，定位CT与MRI融合图像勾画靶区，放射剂量为PTV 6 000 cGy/30次。放疗期间，同步给予6周期TMZ联合帕博利珠单抗治疗，具体剂量：TMZ 400 mg/d，第1~5天应用，每28天为1个周期，联合帕博利珠单抗200 mg/d，第1天，每21天为1个周期。

随访及病情转归

患者术后病情稳定并定期复查头部MRI，术后3个月复查头部MRI示左侧颞叶术后改变（图5-19）。术后7个月复查头部MRI示左额颞部脑膜增厚、强化，局部呈结节状强化突向颅内，对比术后3个月MRI表现应为新发病灶，结合病史考虑转移瘤可能性大（图5-20）。同时，二线治疗行阿昔替尼5 mg/次口服，每日2次；特瑞普利单抗240 mg/次静脉滴注，每2周使用1次。术后9个月复查MRI提示颅内病灶较前增大（图5-21）。三线治疗换用白蛋白紫杉醇+卡铂+贝伐珠单抗化疗，据术后16个月复查头部MRI表现（图5-22）疗效评价为病情稳定，末次随访至术后19个月，并在持续随访中。

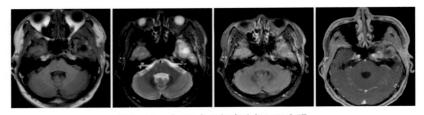

图5-19　术后3个月复查头部MRI表现

注：左侧颞叶病灶切除术后，术区环形强化影，邻近脑膜强化。

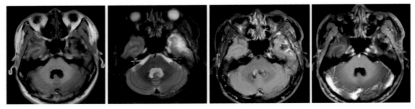

图5-20　术后7个月复查头部MRI表现

注：左侧颞叶病灶切除术后，增强见环形强化影，邻近脑膜强化。

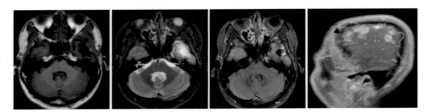

图5-21　术后9个月复查头部MRI表现

注：左侧颞叶术后。左侧额颞部脑膜多发结节、肿块样增厚。

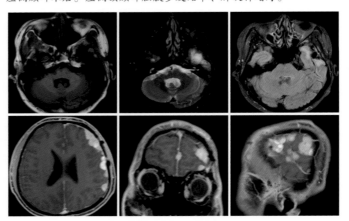

图5-22　术后16个月复查头部MRI表现

注：左侧颞叶术后。左侧额颞部脑膜增厚、强化，部分累及大脑镰，局部呈结节状突向颅内，增强扫描明显不均匀强化，部分融合成团，病灶与邻近硬脑膜呈宽基底相连。

三、讨论

恶性黑色素瘤在欧美国家是常见的CNS转移性肿瘤，在我国发病率相对较低。其预后与患者KPS、年龄、存在脑外转移、脑转移瘤数量和BRAF突变状态有关。临床统计发现约80%黑色素瘤脑转移为幕上转移，约15%为幕下或脑膜转移，约5%为脑干转移，其他部位转移罕见。对于术前怀疑转移性肿瘤的患者，要准确评估颅内占位病灶数量、肿瘤原发病灶以及全身转移情况。全脑放疗和立体定向放疗是术后常用的放疗模式，针对脑转移瘤的研究发现，相比于全脑放疗，立体定向放疗可降低神经认知功能减退的风险，且两种治疗方式对于患者总生存期的影响差异无统计学意义。对于全身治疗，免疫治疗和靶向治疗的出现显著改善了转移性黑色素瘤患者的预后。

病例5　松果体区生殖细胞瘤

一、病情简介

病史：男性，27岁，因"视物重影5月"入院。患者5月前无明显诱因出现视物重影，不伴有视力下降、头痛、头晕、恶心、呕吐等特殊不适，于当地医院检查提示"松果体区占位"。为求进一步诊治，就诊于我院门诊。既往史无特殊。

专科查体：入院时神志清楚，精神尚可，双侧瞳孔等大等圆，对光反射灵敏，双侧眼球活动无明显受限，视物重影，余未见明显阳性体征。

影像学检查：术前头部多模态MRI检查示松果体区占位性病变，性质考虑生殖细胞瘤？胶质瘤？肉芽肿性病变？其他？（如图5-23）。术前血液检查显示AFP和β-HCG结果均正常。

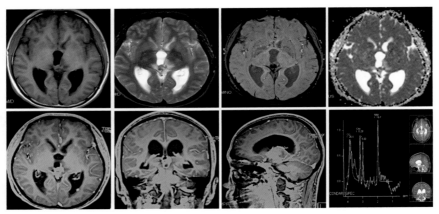

图5-23　术前头部多模态MRI表现

　　注：第三脑室后份见混杂信号结节，以等T_1、稍短T_2信号为主，SWI低信号，增强后实性成分强化，邻近第三脑室壁有强化，双侧脑室壁见结节状强化灶。左侧基底节区可疑斑片状轻度强化。MRS未见NAA/Cho比值倒置。幕上梗阻性脑积水。

二、临床诊治过程

术前诊断

松果体区占位：生殖细胞瘤？胶质瘤？肉芽肿性病变？其他？

手术治疗过程

入院后完善术前相关检查，在全麻下行"松果体区占位切除术+第三脑室底造瘘术"。手术顺利，术后病情稳定，未见明显手术相关并发症。术后复查头部MRI表现如图5-24所示。

病理检测

HE染色、免疫组化检测结果如图5-25和表5-5所示。

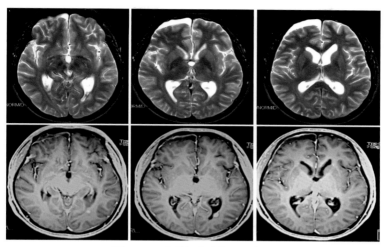

图5-24 术后复查头部MRI表现

注：第三脑室后份、松果体区、胼胝体体部前份见混杂信号条状影，边缘强化。右额部颅板下弧形液性信号影，厚度约1.0 cm，邻近脑膜增厚强化，右额叶稍受压。双侧脑室稍增宽。

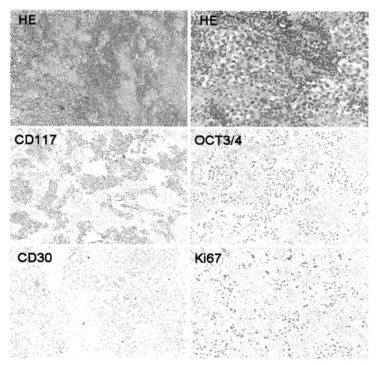

图5-25 手术标本HE染色和部分免疫组化检测结果

表5-5 手术标本病理检测类型及结果

病理检测类型	检测结果
HE染色	见图5-25
免疫组化检测	OCT3/4（+）、CD117（+）、CD30（-）、GPC3（-）、CD20（-）、MAP2（-）、Syn（-）、PCK（-）、Ki67（+，约50%）

病理诊断

综合肿瘤组织形态及免疫组化检测结果，整合诊断为松果体区生殖细胞瘤。术后1个月脑脊液标本病理检测显示：未查见肿瘤细胞。

术后辅助治疗

术后辅助诊疗方案：化疗后序贯放疗。

化疗方案：术后先行6周期EP方案（依托泊苷+顺铂）辅助化疗，具体方案为依托泊苷100 mg/d，第1~5天应用，顺铂50 mg/d，第1~2天应用，40 mg/d，第3天应用，每3周1次。治疗期间耐受性良好。

放疗方案：采用IGRT+三维适形放疗（3D-CRT）技术，定位CT与MRI融合图像勾画靶区，先行全脊髓、全脑放疗17次，剂量为pCTV 3 060 cGy/17次，后给予瘤床区补量，具体剂量为1 746 cGy/9次，病灶区总剂量为4 806 cGy。放疗期间未见头痛、呕吐等明显放疗相关不良反应。

随访及病情转归

患者于术后2个月出现头痛等症状，复查头部MRI发现并发脑积水，遂行VPS，术后脑积水得到明显缓解。术后3个月（VPS后1月）复查头部MRI表现如图5-26所示。

三、讨论

生殖细胞瘤主要位于颅内中线位置，松果体区是生殖细胞瘤最好发部位，其次是鞍区，也可发生在基底节区和丘脑，但较少，占4%~10%。肿瘤细胞可脱落至循环脑脊液中，沿室管膜及脑脊液播散、种植至蛛网膜下腔及脊髓腔，也可呈浸润性生长侵犯周边的脑组织。

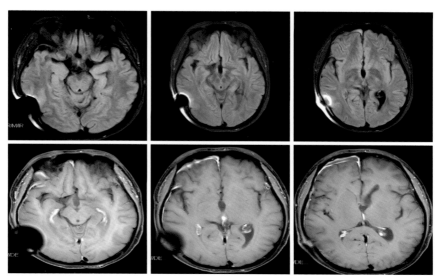

图5-26　术后3个月复查头部MRI表现

注：右额顶部骨瓣影，第三脑室后份、松果体区见混杂信号条状影，边缘强化。

　　增强MRI是判断肿瘤性质和有无远处转移的首选手段。脑脊液播散会影响放疗的范围，进而影响患者的放疗相关并发症，但尚没有找到文献报道生殖细胞瘤的脑脊液播散会影响患者的总生存期。除了影像学诊断，生殖细胞瘤有较为特异的肿瘤标志物，如AFP及β-HCG，可以作为这类肿瘤的鉴别依据。

　　该病例发生于松果体区，该位置是生殖细胞瘤常见的发病位置，松果体细胞瘤一般由内往外生长，邻近丘脑区域的胶质瘤包绕松果体在内。同时需对松果体细胞瘤、丘脑胶质瘤等肿瘤进行鉴别。该病例除松果体区外，在第三脑室外两侧脑室后角和基底节也存在强化灶，因此该患者属于播散型生殖细胞瘤，血清、脑脊液的生殖细胞瘤相关标志物均为阴性。在化疗3个周期后病灶明显缩小，达到完全缓解预期，计划EP化疗4个周期后进行全脑、全脊髓的放疗。术后病理结果明确该肿瘤的诊断，在规范辅助化疗的同时实施了全脑、全脊髓放疗，治疗效果良好，90%以上的生殖细胞瘤患者能够治愈。

病例6　罕见颅内腺泡状横纹肌肉瘤

一、病情简介

病史：女性，21岁，因"头痛、呕吐伴视物模糊20⁺天"入院。患者入院前20天无明显诱因出现头痛、呕吐，伴视物模糊及重影，不伴有意识障碍，无四肢抽搐等特殊不适。于当地医院检查提示"松果体占位伴脑积水"。为进一步治疗收入我院。既往史无特殊。

专科查体：入院时神志清楚，精神一般，双侧瞳孔等大等圆，直径约3 mm，对光反射灵敏，四肢肌力及肌张力等未见明显异常。

影像学检查：外院头部MRI检查示第三脑室及松果体上隐窝占位：室管膜瘤？其他？（如图5-27）。

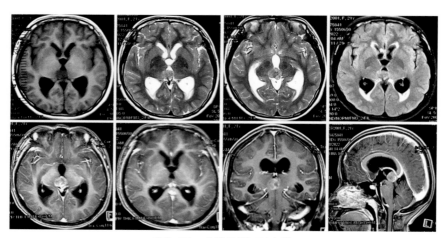

图5-27　术前头部MRI表现

注：第三脑室及松果体区见团状稍长T_1混杂T_2信号影，FLAIR呈稍高信号，增强扫描病灶不均匀明显强化。中脑导水管受压，第三脑室、双侧脑室扩张、积水。

二、临床诊治过程

术前诊断

第三脑室及松果体区占位：室管膜瘤？

手术治疗过程

入院后完善术前相关检查，在全麻下行"第三脑室及松果体区占位切除术"。术中见肿瘤类似高级别胶质瘤，血供丰富，质地稍韧，边界不清。手术顺利，肿瘤镜下全切除，术后病情稳定，无明显特殊手术相关并发症。

病理检测

HE染色、免疫组化及分子检测结果如图5-28和表5-6所示。

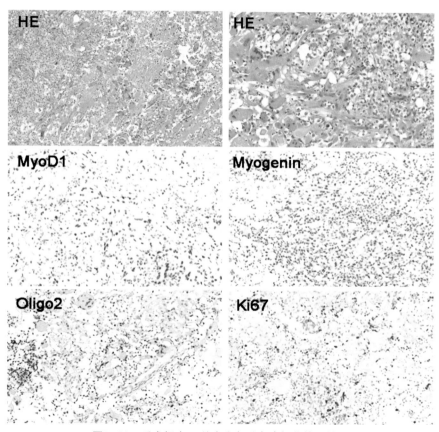

图5-28　手术标本HE染色和部分免疫组化检测结果

表5-6　手术标本病理检测类型及结果

病理检测类型	检测结果
HE染色	见图5-28
免疫组化检测	Myogenin（+）、MyoD1（+）、CD56（+）、INI1（+）、Oligo2（胶质细胞+）、P53（部分+）、PCK（-）、EMA（-）、NeuN（-）、Syn（-）、IDH1（-）、CD68/PGM1（-）、CD163（-）、CD4（-）、ALKV（-）、ALK（OTI1H7，-）、S100（-）、SALL4（-）、H3K27M（-）、H3K27me3（+）、ATRX（+）、SMA（-）、PLAP（-）、Ki67（+，20%）
分子检测	检出 *FOXO1* 基因易位 未检出 *Myo D1* 基因1号外显子突变 未检出 *BRAF* 基因15号外显子突变 未检出 *IDH1* 基因第132密码子突变 未检出 *IDH2* 基因第172密码子突变 未检出 *MGMT* 基因启动子区域甲基化 未检出 *TERT* 基因启动子250位点和228位点突变

病理诊断

综合肿瘤组织形态、免疫组化和分子检测结果，整合诊断为具有 *FOXO1 FKHR* 基因易位的横纹肌肉瘤（rhabdomyosarcoma，RMS），首先考虑腺泡状RMS（ARMS）。

术后辅助治疗

术后因家属拒绝进一步治疗，未行辅助放化疗，门诊密切随诊。

随访及病情转归

术后3个月复查头部MRI表现如图5-29所示。患者在术后9个月病情恶化。

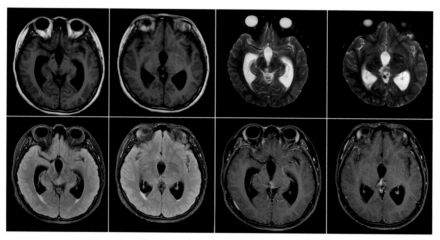

图5-29　术后3个月复查头部表现

注：右侧额顶部骨瓣影，松果体区信号欠均匀，局部见片结状等T$_2$信号影，增强扫描可见少许强化灶。幕上脑积水。

三、讨论

　　RMS是起源于向横纹肌分化的原始中胚层间质组织的一种高度恶性的软组织肉瘤，好发于儿童，是儿童最常见的软组织肉瘤。在各类软组织肿瘤中，RMS发生率相对较低，多见于颅底、眼眶、头颈部，颅内发生者罕见。ARMS常见于青年，多见于眼眶部位，多发于男性，此患者为女性。RMS的检测主要是通过免疫组化和分子检测等明确。免疫组化检测Myogenin、MyoD1的特异度及灵敏度均较高；结蛋白灵敏度高而特异度较低；Myoglobin特异度较高而灵敏度低。不同亚型还有各自表达特点，Myogenin在胚胎状RMS（ERMS）中可为局灶阳性，甚至阴性；在ARMS常呈弥漫阳性，尤其在腺泡结构边缘或血管周围呈强阳性，而在梭形细胞/硬化性RMS中表达程度不等。需注意的是肿瘤细胞还可表达突触素、广谱细胞角蛋白（CKpan，AE1/AE3）、SMA、CD99、PAX5等，建议联合多个抗体涵盖诊断及鉴别诊断。目前用于分子检测的手段越来越多，包括FISH、反转录PCR（RT-PCR）、基于RNA/DNA的NGS等。建议有条件单位对所有诊断为RMS的病例均常规开展*FOXO1*检测。

该病例从影像学看来，病变在第三脑室后份及松果体区，T_1稍低信号，术前影像T_2呈现肿瘤在两侧至内静脉前方，邻近双侧分界清楚，FLAIR呈不均匀信号，矢状位有类圆形结节；增强扫描呈明显不均匀强化。此病变较小、边界清楚、未见明显囊变坏死，而RMS通常病变范围较大、呈浸润性，故在影像鉴别诊断中不考虑RMS，优先考虑室管膜瘤或室管膜下瘤，排除生殖细胞来源性肿瘤。该患者术后病理检测显示肿瘤形态呈肌源性，形态有明确的RMS特征，免疫组化明确 *MYOGENIN*、*Myod1* 阳性，分子检测 *FOXO1 FKHR* 基因易位，均支持RMS的诊断。目前该病例为我院诊断的第二例颅内原发性RMS。

颅外RMS对放疗及化疗有一定的敏感性，需要补充化疗及局部放疗。若确定为原发于颅内，则按骨肉瘤方式治疗，但在此位置放疗需考量为局部放疗还是扩大放疗。该疾病恶性程度较高，由于该病例在术后未进行放化疗等辅助治疗，在术后9个月病情恶化。

病例7　松果体区脑膜瘤

一、病情简介

病史：女性，47岁，因"体检发现颅内占位3年余"入院。入院前3^+年患者在体检中发现颅内占位，当时自觉头痛、头晕，其他无任何不适，未予特殊治疗。1年前于我院头部MRI复查示"松果体区及胼胝体压部病变，考虑肿瘤性病变"。1月前因头晕不适再次复查头部MRI，对比之前显示"松果体区占位较前增大"，为求进一步诊治，就诊于我院门诊，以"松果体区巨大占位"收住入科。患病以来，患者精神、食欲、睡眠尚可，二便正常，体重无明显减轻。既往史无特殊。

专科查体：入院时神志清楚，查体合作，双侧瞳孔等大等圆，直径为3 mm，对光反射灵敏，两眼同向上视不能，视力及视野正常，无复视及双眼会聚性麻痹，余未见明显阳性体征。

影像学检查：入院前1年前头部MRI检查示松果体区见类圆形等

T_1、等T_2信号影，FLAIR呈稍高信号，边界尚清，增强扫描病灶明显均匀强化，周围硬脑膜可见强化。松果体区域肿块，考虑肿瘤，以脑膜瘤、生殖细胞瘤或松果体瘤可能性大，如图5-30所示。入院前1[+]月复查头部MRI示松果体区占位性病变较前增大，如图5-31所示。

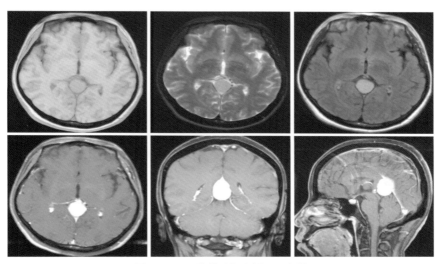

图5-30　入院前3[+]年头部MRI表现

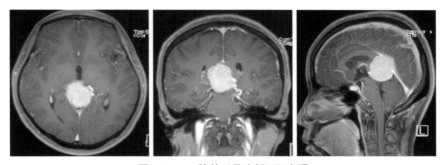

图5-31　入院前1[+]月头部MRI表现

二、临床诊治过程

术前诊断

松果体区占位：脑膜瘤？生殖细胞瘤？松果体瘤？

手术治疗过程

入院后完善术前相关检查，在全麻下行"松果体区巨大占位切除术"。手术顺利，术后病情稳定，未见明显手术相关并发症，病情好转无异常后出院。

病理检测

HE染色、免疫组化检测结果如图5-32和表5-7所示。

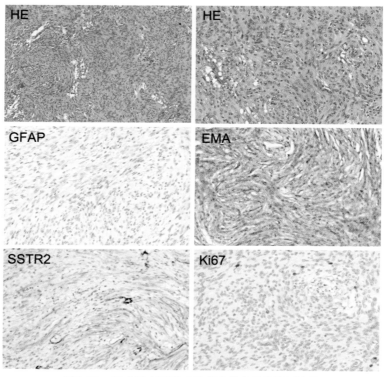

图5-32 手术标本HE染色和部分免疫组化检测结果

表5-7 手术标本病理检测类型及结果

病理检测类型	检测结果
HE染色	见图5-32
免疫组化检测	EMA（+）、PR（小灶+）、S100（小灶+）、SSTR2（灶+）、GFAP（-）、CD34（-）、Syn（-）、STAT6（-）、CK8/18（-）、Ki67（+，约2%）

病理诊断

综合肿瘤组织形态和免疫组化检测，整合诊断为松果体区脑膜瘤，WHO 1级。

随诊及病情转归

术后3个月复查头部MRI检查示松果体区术后改变，可见少许强化灶，不排除肿瘤残余可能（图5-33）。

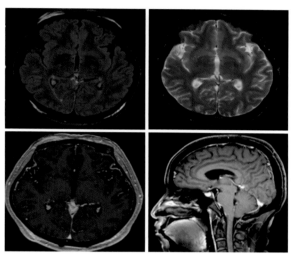

图5-33　术后3个月复查头部MRI表现

注：顶枕部见骨瓣影，松果体区后方见小片状强化灶。

由于术后3个月复查头部MRI提示存在少许强化灶，不排除肿瘤残余可能，故建议行头部伽马刀治疗，遂完善相关检查后在局部麻醉（简称局麻)下行伽马刀治疗（边缘剂量1 300 cGy，等剂量曲线50%）。治疗期间无异常，术后密切随访观察。术后20个月复查头部MRI示松果体瘤术后，松果体区后方见小片状强化灶（图5-34）。患者无特殊不适，继续随访，定期复查头部MRI并评估。

三、讨论

松果体区肿瘤约占成人脑肿瘤的0.4%和儿童脑肿瘤的2.8%，总体发病率约为颅内肿瘤的1%。松果体区脑膜瘤是颅内比较罕见的一类良性肿瘤，占颅内脑膜瘤的0.30%~0.86%，占松果体区肿瘤的6.2%~8.0%，女性患者居多。由于松果体区所在位置及与周边镰幕等相毗邻，位于该区域的脑膜瘤有多种名称被报道，包括松果体区脑膜

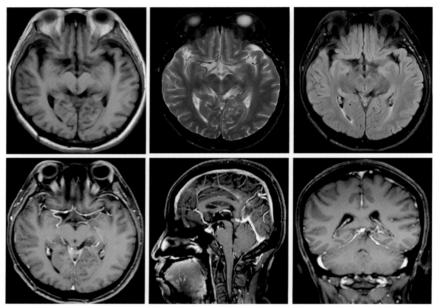

图5-34 术后20个月复查头部MRI表现
注：顶枕部见骨瓣影，松果体区后方小片状强化灶。

瘤、镰幕交界处脑膜瘤、小脑幕裂孔区或Galen静脉区脑膜瘤等。目前对该区域脑膜瘤的起源尚无定论。无论是起源于中间帆腔还是镰幕交界处的脑膜瘤，临床上都可称为松果体区脑膜瘤。该区域肿瘤患者通常早期很少出现阳性体征，晚期以颅内压增高和脑积水症状为主要表现。一般从出现症状到就诊的时间在2年左右。CT和MRI是常见的术前检查手段，CT上如有钙化可有助于同其他松果体区肿瘤相鉴别，MRI通常表现为典型的脑膜瘤特征。通常认为松果体区脑膜瘤在CT和MRI上的特征性表现为肿瘤周边不出现代表白质水肿的区域。由于该区域位置深在，周围毗邻第三脑室、丘脑及深部动静脉等重要结构，暴露难度大，手术风险高，术前的全面评估尤为重要。松果体区脑膜瘤的发病率较低，对放化疗多不敏感，手术切除成为治疗的首选。手术入路选择应遵循个体化原则，主要需考虑肿瘤的分型、与深静脉系统的粘连关系以及Galen静脉或直窦是否通畅等。该例患者肿瘤近全切除，术后予以伽马刀放疗，术后20个月复查病情稳定，并密切长期随访。

第六章
疑似胶质瘤的非肿瘤性病变

第一节 概 述

在颅内肿瘤的临床诊疗过程中，由于其在疾病发生发展过程中可能在影像学特征上与胶质瘤的影像学表现有相似之处，在术前可能被误认为是胶质瘤，经手术切除后组织送病理科检查后确诊为其他类型的病变，包括其他类型的肿瘤（如淋巴瘤）和非肿瘤性病变（如CNS血管炎）等。

本章重点讨论在胶质瘤鉴别诊断中的非肿瘤性病变——疑似脑胶质瘤的非肿瘤性病变，常见的有CNS血管炎、脱髓鞘病变、感染性疾病等。结合华西胶质瘤中心和脑深部肿瘤亚专业的特色和诊治经验，本章举例解析在临床诊疗中遇到的几类非肿瘤性病变。

第二节 经典病例解析

病例1 右侧颞顶叶原发性中枢神经系统血管炎

一、病情简介

病史： 男性，21岁，因"头痛伴呕吐1⁺周，加重2天"入院。主要表现为入院前1周开始出现头痛、恶心、呕吐、精神差。为求进一步诊治，就诊于我院门诊，以"右侧颞顶叶占位"收入神经外科。

专科查体： 入院时嗜睡，应答切题，双侧瞳孔等大等圆，直径约3 mm，对光反射灵敏，眼球各向运动正常，嘴角向右偏斜。左侧肢体肌力3级，肌张力高，右侧肢体肌力、肌张力正常，左侧Brudzinski征阳性，脑膜刺激征阴性。

影像学检查： 术前头部MRI表现如图6-1所示。

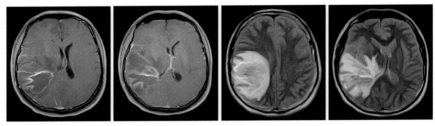

图6-1　术前头部MRI表现

注：右侧顶颞岛叶及右侧基底节区见大片状异常信号，形态不规则，呈不均匀环形强化，有占位效应。

二、临床诊治过程

术前诊断

右侧颞顶叶巨大占位：胶质瘤？血管炎？

手术治疗过程

入院后完善术前相关检查，在全麻下行"右侧颞顶叶占位性病变切除术"。术后病情稳定，术后24小时内复查头部CT表现如图6-2所示。

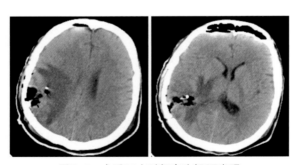

图6-2　术后24小时复查头部CT表现

病理检测

HE染色、免疫组化和分子检测结果如图6-3和表6-1所示。

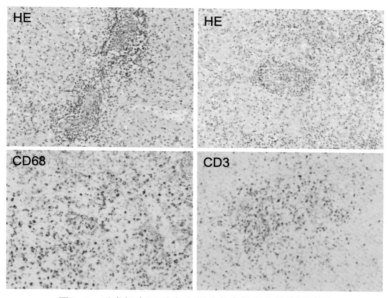

图6-3 手术标本HE染色和部分免疫组织化学检测结果

注：脑组织内小血管周围及脑实质内见较多淋巴细胞（T细胞、B细胞混合）浸润及少许中性粒细胞浸润，灶性脑组织液化性坏死伴组织细胞反应，胶质细胞增生，倾向炎性病变。

表6-1 手术标本病理检测类型及结果

病理检测类型	检测结果
HE染色	见图6-3
免疫组化检测	CD20（+）、CD3（+）、CD30（−）、CyclinD1（−）、CD23（−）、EBER1/2（−）、CD5（部分+）、Bcl2（−）、Ki67（MIB1+，5%）、IDH1（胶质细胞−），ATRX（+），P53（灶性+）、H3K27M（−）、CD68（+，组织细胞），IgG4阳性细胞<1个/HPF
分子检测	未检出*IDH1*基因第132和第172密码子突变 未检出*IgH/IgK/TCRy*基因克隆性扩增峰

病理诊断

综合病变组织形态、免疫组化、分子检测结果及临床情况，考虑诊断：右侧颞顶叶原发性中枢神经系统血管炎（primary central nervous system vasculitis，PCNSV）。

随访及病情转归

患者术后1年内病情好转稳定，未见明显特殊。术后1年后患者再次因"头痛3$^+$天"入院，查体：神志清楚，对答准确切题，皮肤巩膜无异常，双侧瞳孔等大等圆，对光反射灵敏，四肢肌力4级，双侧病理征阴性，脑膜刺激征阴性。

术后1年复查MRI示术区右侧颞顶枕叶形态欠规则，信号欠均匀，局部夹杂少许斑片状长T$_1$、短T$_2$信号，FLAIR及SWI序列呈低信号，邻近脑膜稍增厚。另于右额颞顶枕叶、胼胝体部及膝部见多发大小不等、形态不规则异常信号，周围见大片水肿带，多数病灶弥散未见受限，增强呈地图样明显强化，如图6-4所示。

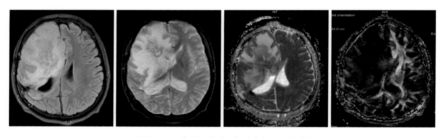

图6-4 术后1年复查头部MRI表现

遂行脑脊液检查，脑脊液生化：微量蛋白0.63 g/L，葡萄糖3.70 mmol/L，氯125 mmol/L。脑脊液常规：未查见脓细胞。其余脑脊液细胞学、生化、血常规、病原学（细菌涂片、GM试验、G试验、寄生虫）无阳性发现。

对该病例行多学科疑难病例讨论，经病理科、影像科、神经内科等相关科室协助评估患者病情后，考虑诊断为PACNS可能性较大，但患者本次入院后影像学检查提示患者本次为右侧额叶基底节区占位，与前次入院时病变位置不同，考虑患者为肿瘤复发可能性较大，经多学科讨论后，建议患者完善立体定向活检术后转神经内科继续治疗。经与患者家属交代立体定向活检术相关风险及注意事项后，患者家属表示暂不行活检，选择内科继续治疗。

神经内科治疗方案：大剂量甲泼尼龙1 g/d，每天1次，共5天，随后口服泼尼松60 mg/d，每天1次抗炎并辅以硫糖铝护胃及补钾、补钙，同时予以吗替麦考酚酯口服调节免疫治疗。治疗后3个月复查表现如图6-5所示。

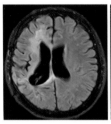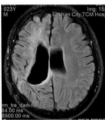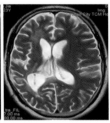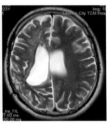

图6-5 内科治疗后3个月复查头部MRI表现

注：右侧颞顶枕叶可见片状长T_1、短T_2信号影，FLAIR高信号，并见脑萎缩、继发脑室扩张，病灶较前明显缩小、好转。

患者经治疗后病情稳定，出院后继续口服激素和免疫抑制剂半年，未出现特殊不适，未再复发，目前病情仍稳定，密切随访病情。

三、讨论

PCNSV是一种相对罕见的神经系统炎性疾病，主要表现为累及CNS的实质细胞和软脑膜血管的特发性炎症。它可以在临床特征和影像学表现中模拟胶质母细胞瘤、CNS淋巴瘤和脱髓鞘疾病等多种神经系统疾病。患者初次就诊时主要症状往往是高度可变和非特异性的，包括头痛、认知改变、局灶性神经功能缺损或中风。不太常见的症状包括癫痫发作、共济失调、昏迷和颅内神经病变。PCNSV的MRI常表现为非特异性白质病变，孤立性肿瘤样肿块罕见，由于其临床特征和影像学表现与CNS肿瘤非常类似，容易被误诊为CNS肿瘤而行手术切除，在术后病理中被确诊。所以，在CNS血管炎诊治中需要注意和胶质瘤等肿瘤进行鉴别，早期微创病理活检可以帮助明确诊断和治疗方案，避免不必要的医源性创伤。

病例2　右侧颞叶中枢神经系统血管炎

一、病情简介

病史： 29岁，女，因"心悸、气紧、头痛伴轻微头晕6⁺天"入院。6天前患者无明显诱因出现头痛伴轻微头晕症状，无恶心、呕吐、腹痛、腹胀，无四肢活动受限、感觉减退、麻木、视力及听力下降等症状。遂于当地医院就诊，MRI检查示"右侧颞叶强化灶，周围脑水肿，考虑感染性病变？"患者过去偶感右耳耳鸣、头部胀痛，休息后均可自行缓解。后于我院门诊就诊，门诊以"右侧颞叶占位"收入神经外科。患者于20天前旅游（在甘肃青海一带）时出现高原反应，且较之前严重，有头晕、恶心、呕吐症状，输液治疗后恢复。

专科查体： 神志清楚，双侧瞳孔等大等圆，直径约4 mm，对光反射灵敏，呼吸规则，情绪稳定，肢体活动尚可。

影像学检查： 术前头部MRI示右侧颞叶强化灶，周围脑水肿，如图6-6所示。

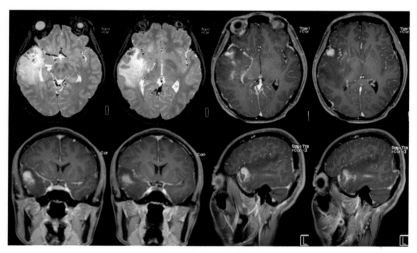

图6-6　术前MRI表现

注：右侧颞叶见不规则结节状或斑片状以T$_2$WI高信号为主的混杂信号，增强扫描呈明显斑片、结节状强化。

二、临床诊治过程

术前诊断

右侧颞叶占位：胶质瘤？血管炎？

手术治疗过程

入院后完善术前相关检查，在全麻下行"右侧颞叶占位切除术"。手术顺利，术后病情稳定。术后复查头部MRI表现如图6-7所示，病灶部分切除。

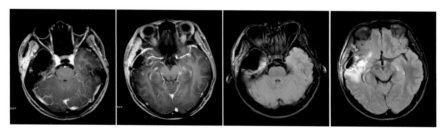

图6-7　术后复查头部MRI表现

病理检测

HE染色、免疫组化及分子检测结果如图6-8和表6-2所示。

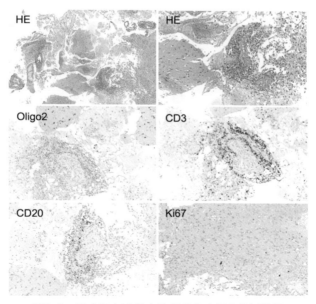

图6-8　手术标本HE染色和部分免疫组化检测结果

表6-2 手术标本病理检测类型及结果

病理检测类型	检测结果
HE染色	见图6-8
免疫组化检测	CD20（部分+）、CD3（部分+）、CD79a（部分+）、CD4（部分+）、CD8（部分+）、Ki67（+，约5%）、GFAP（胶质细胞+）、Oligo2（+）、P53（－）、IDH1（－）、ATRX（+，未缺失）
分子检测	IgH基因重排检测在目标条带范围内未查见克隆性扩增峰 IgK基因重排检测在目标条带范围内未查见克隆性扩增峰 $TCR-\gamma$基因重排检测在目标条带范围内未查见克隆性扩增峰 未检出$IDH1$基因第132密码子突变 未检出$IDH2$基因第172密码子突变

病理诊断

综合病变组织形态、免疫组化和分子检测结果，病理诊断为脑组织见多灶软化灶，血管周围较多淋巴细胞浸润，胶质细胞稍增生，不除外CNS血管炎或感染性病变，请结合临床考虑。

最终诊断

结合患者的临床、影像学特征及病理检测，经多学科讨论后，综合考虑CNS血管炎。

随访及病情转归

术后1个月在神经内科予以1 000 mg糖皮质激素冲击治疗5天，术后8月门诊随访病情稳定。

三、讨论

术前影像T_2序列信号偏低，周围水肿明显且范围大，强化灶明显但并不均匀，内部存在强化不明显区域，软膜处出现强化，应结合患者旅游时是否食用过风干牛肉、生食等生活细节综合判断，考虑肉芽肿病变？感染性病变？不排除肿瘤性病变，淋巴瘤？术中所见不考虑肿瘤，肿瘤通常见坏死，致密；此患者术中类似脑软化，颜色较深，可能存在血管出血，因此暂不考虑胶质瘤。病理方面，血管周围存在明显淋巴细胞反应，密度稍高但不是胶质细胞，存在残留胶质细胞，考虑炎性病变，有淋巴细胞聚集，未见典型胶质瘤表现。排除淋巴瘤，若考虑淋巴瘤则应为克隆性，如CD20弥漫表达及CD3阴性，呈优势表达，此患者病理显示CD20及CD3总体表达为混杂模式，CD3偏多，未见优势表达；不排除血管炎可能，但不是典型血管炎，若怀疑血管炎则CD3及CD8优势表达，整体看起来未见明显优势表达；排除结核及寄生虫，考虑内科性病变。

颅内占位性病变包括肿瘤、囊肿、血管畸形、出血、感染、脱髓鞘、非感染性炎症等。该病例根据华西胶质瘤中心MDT团队综合评估排除胶质瘤、淋巴瘤等原发性CNS肿瘤性病变，同时排除结核和寄生虫感染。对于术前倾向于非肿瘤性病变的患者，应仔细询问病史并查体，同时注意可能指向全身性疾病的颅外症状及体征，必要时进行相关检查证实，评估手术指征及禁忌证，选择立体定向活检或手术切除病变。

病例3　左侧岛叶抗-CASPR2抗体自身免疫性脑炎

一、病情简介

病史：女性，20岁，因"视物模糊伴右上肢功能障碍1月余"入院。患者1月前无明显诱因出现视物模糊并伴有右上肢不灵活，右上肢不灵活主要表现为写字时字体变形、弹钢琴时手指不灵活，近1月症状进行性加重。除前述症状外，无发热、头痛、意识丧失及其他精神心理症状。患病以来食欲可，睡眠可，大小便正常，体重无明显变化。既往史：患者诉曾于5年前诊断"甲状腺功能减退"，随后遵医嘱规律服用左旋甲状腺素片至今。

专科查体：入院时神志清楚，双侧瞳孔等大等圆，直径约3 mm，对光反射灵敏，四肢肌力5级，病理征阴性，视野检查发现患者右侧同向偏盲。

影像学检查：术前头部MRI检查示"左侧岛叶占位"，如图6-9

所示。

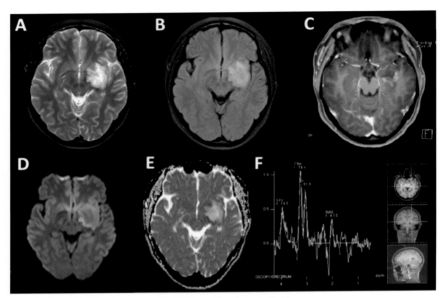

图6-9 术前头部MRI表现

注：左侧基底节及外囊区、岛叶见团片状长T_2信号影，FLAIR呈高信号，其内信号不均，有占位效应征象，左侧外侧裂池推挤受压。增强扫描病变周围明显环形、斑片强化，中心区强化不明显，DWI示病变周边弥散受限，MRS示病变NAA峰降低，Cho峰明显升高，部分病变区Cho/NAA比值大于2，DTI病变区白质纤维受损。

二、临床诊治过程

术前诊断

左侧岛叶占位：肿瘤？炎症？

手术治疗过程

根据患者临床症状及相关检查，患者左侧岛叶占位不能排除胶质瘤可能，与患者及家属充分沟通，同意选择手术明确诊断及治疗，遂完善术前相关检查，在全麻下行"左侧岛叶占位切除术"。术后病情稳定，未见明显特殊并发症。

病理检测

HE染色、免疫组化及分子检测结果如图6-10和表6-3所示。

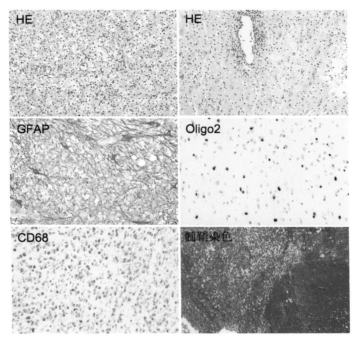

图6-10　手术标本HE染色和部分免疫组化检测结果

表6-3　手术标本病理检测类型及结果

病理检测类型	检测结果
HE染色	见图6-10
免疫组化检测	GFAP（＋）、Oligo2（＋）、ATRX（＋）、MGMT（部分弱＋）、P53（个别+）、IDH1（－），H3K27M（－）、Ki67（约1%，局灶达10%）；NF示轴索部分区域不连续，NeuN显示病变内神经元稀少；CD68显示大量泡沫细胞浸润；髓鞘染色未见确切髓鞘脱失
分子检测	*MGMT*基因启动子区域检出甲基化 未检出*H3F3A*基因第27密码子突变 未检出*HIST1H3B*基因第27密码子突变 未检出*IDH1*基因第132密码子突变 未检出*IDH2*基因第172密码子突变

病理诊断

综合病变组织形态、免疫组化和分子检测结果，整合诊断为胶质

221

细胞密度增加，大量泡沫细胞聚集，血管周见淋巴套，考虑为炎性病变或脱髓鞘病变。

随访及病情转归

患者视野缺损症状术后即恢复正常，但右上肢精细运动能力未恢复至正常水平。由于术后病理未找到确切的肿瘤证据，与患者及其家属沟通后选择规律随访观察病情变化。随后的头部MRI也未发现有复发征象，直到术后两年半，患者诉无明显诱因出现嗅觉丧失，复查头部MRI发现右侧岛叶基底节出现新发病变，影像表现较前类似（图6-11）。随后经华西胶质瘤中心MDT团队会诊，建议收入神经内科进一步治疗。

至神经内科就诊后获取脑脊液样本进行常规检查未见异常，后对自身免疫性脑炎抗体、神经系统副肿瘤综合征抗体等进行检查均未见阳性发现。最终在送检的患者血清样本自身免疫性脑炎抗体筛查中发现，该患者血清样本中抗-CASPR2（contactin-associated protein-like 2，接触蛋白相关蛋白-2）抗体滴度升高（1∶320），而抗-LGI1抗体和抗-NMDA抗体均为阴性。因此该患者的最终诊断考虑为抗-CASPR2抗体自身免疫性脑炎。

随后进行5天的糖皮质激素冲击治疗以及随后的规律口服糖皮质激素治疗，在治疗开始10天后复查头部MRI发现病灶明显缩小，随后即出院至门诊规律进行后续治疗。后规律随访调整糖皮质激素剂量，至今未有新发病灶。

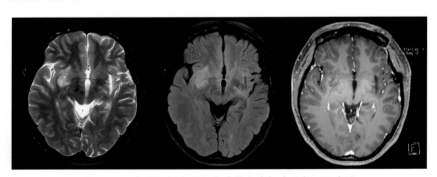

图6-11　术后两年半因突发嗅觉丧失复查头部MRI表现

三、讨论

抗-CASPR2抗体自身免疫性脑炎最常见的症状有两种，一种是以记忆障碍、颞叶癫痫以及额叶功能障碍为主要症状的边缘系统脑炎，另一种则是以神经性肌强直、失眠以及谵妄等为特征的莫旺综合征（Morvan syndrome）。除此之外，常见的症状还有癫痫、意识障碍、小脑功能异常以及自主神经功能紊乱等。而本病例中所出现的嗅觉丧失是一种新的与之相关联的症状，也说明此疾病相关临床表现仍有未被发现的种类。而据文献报道，有超过20%的抗-CASPR2抗体相关性脑炎患者有不同程度的自身免疫异常，包括免疫性甲状腺疾病，而本病例中患者的甲状腺功能减退也提示其可能与本病有着密切关联。此外，由于抗-CASPR2抗体在血清样本中的检出灵敏度远高于在脑脊液中的检出灵敏度，所以本病例中对脑脊液样本的自身免疫性脑炎抗体检测未发现阳性结果，而在血清样本的检测中才追踪到其痕迹，这也提醒我们在检测时若能同时送检血清及脑脊液样本可能对诊断更有帮助。

病例4　颅内脱髓鞘样假瘤

一、病情简介

病史：男性，32岁，因"认知行为异常1月"入院。头部MRI弥散增强提示"颅内多发占位"，神经内科予以脱水、抗病毒等治疗，未见明显好转。为求明确诊断及进一步诊治，收入神经外科。

专科查体：入院时神情淡漠，神志清楚，对答部分切题，定向力可，判断力、理解力、记忆力、计算力均下降，查体部分合作，双侧瞳孔等大等圆，直径约3 mm，对光反射灵敏，示齿不合作，四肢肌力5级，肌张力正常，轮替试验阴性，余共济运动不合作，病理征阴性，脑膜刺激征阴性。

影像学检查：术前头部多模态MRI示颅内多发占位（图6-12）。

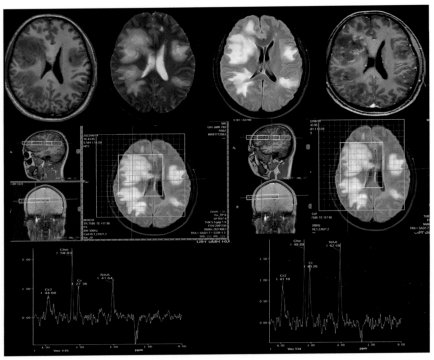

图6-12　术前头部多模态MRI表现

注：双侧额顶颞叶散在片团状长T_1、长T_2信号影，主要位于皮质下，FLAIR呈高信号，增强扫描呈不均匀开环状、斑片状强化。MRS示病灶边缘局部NAA/Cho比值倒置，见Lac峰。

脑脊液检查： 有核细胞17×10^6/L（参考值：$<8 \times 10^6$/L）。TORCH-IgG+IgM抗体：巨细胞病毒IgG抗体53.30 IU/ml（参考值：<14 IU/ml），风疹病毒IgG抗体67.10 IU/ml（参考值：<10 IU/ml），单纯疱疹病毒抗体1/2型＞30.00（参考值：<1.1），其余脑脊液细胞学、生化、血常规、病原学（细菌涂片、GM试验、G试验、寄生虫）均无阳性发现。

二、临床诊治过程

术前诊断

颅内多发占位：炎症？肿瘤？

手术治疗过程

因患者症状明显，功能受损，与患者及其家属沟通病情并完善相关检查后，在全麻下开颅行"右侧额叶胼胝体占位性病变切除术"，切除病变组织送至病理科进一步明确诊断。术后复查头部MRI示右侧额叶术后改变，如图6-13所示。

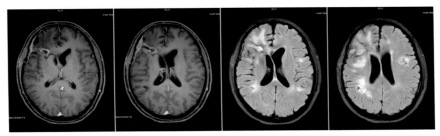

图6-13　术后复查MRI表现

病理检测

HE染色、免疫组化及分子检测结果如图6-14和表6-4所示。

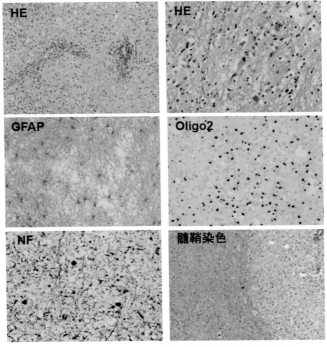

图6-14　手术标本HE染色和部分免疫组化检测结果

表6-4　手术标本病理检测类型及结果

病理检测类型	检测结果
HE染色	见图6-14
免疫组化检测	GFAP（+）、0ligo2（+）、P53（少+）、NeuN（−）、Syn（+）、IDH1（−）、H3K27M（−）、ATRX（+）、Ki67（+，3%~5%）、MAP2（+）、LCA（淋巴细胞+），CD68（+），CD3（血管壁内+，散在+），CD20（血管壁内+），MBP（弱+），NF（+）。髓鞘染色显示灶区髓鞘脱失
分子检测	未检出*IDH1*基因第132密码子突变 未检出*IDH2*基因第172密码子突变 未检出*TERT*基因启动子228位点突变，未检出250位点突变

　　病变主要位于白质，呈大小不等灶状或片状，病灶内脑组织变性、水肿，有炎细胞浸润，其中密集泡沫细胞，散在淋巴细胞；少突胶质细胞增生，轴突和髓鞘破坏；星形胶质细胞增生，胞质丰富。

　　病理诊断

　　综合病变组织形态、免疫组化和分子检测结果，整合诊断为脱髓鞘病变——脱髓鞘样假瘤（demyelinating pseudotumors，DPTs）。

　　术后辅助治疗

　　术后经华西胶质瘤中心MDT团队讨论后诊断考虑DPTs，遂转至神经内科进一步治疗。治疗方案：大剂量甲泼尼龙1 g/d，每天1次，共5天，随后口服泼尼松60 mg/d，每天1次抗炎并辅以硫糖铝护胃及补钾、补钙。

　　随访及病情转归

　　术后长期神经内科治疗及门诊随访，经积极治疗后患者一般情况良好，已恢复正常工作状态，但体重骤升（1个月增加约15 kg），可能与口服糖皮质激素有关系。

三、讨论

　　DPTs是近30多年才被逐渐认识的一类CNS脱髓鞘疾病，临床较为少见，临床症状及MRI表现与脑肿瘤相似；在病理上因DPTs病变中常伴有明显的星形胶质细胞增生，也使得一些DPTs被误诊为神经胶质瘤，导致患者术后接受了放化疗。

DPTs是介于急性播散性脑脊髓炎和多发性硬化之间的一种特殊类型，疾病的病因及发病机制目前尚不清楚，有研究发现部分DPTs的发生与病毒感染或接种疫苗及应用化学药物有关，有观点认为DPTs是多发性硬化与急性播散性脑脊髓炎之间的过渡类型，也有观点认为DPTs为多发性硬化的一种特殊类型。可发病于各个年龄段，20~50岁为发病高峰，DPTs多为急性或亚急性起病，常有头痛、头晕、恶心、呕吐等高颅压症状，也可表现为单个或单侧肢体运动或感觉异常等脑实质受损的局灶性定位症状和体征。

DPTs多位于白质内，也可累及灰白质交界、基底节、脑干甚至下丘脑，其占位效应和周围水肿程度通常较恶性肿瘤轻，但随着病变的增大和急性程度的增加，其占位效应和水肿程度也会增加。影像学检查常因表现为实性肿瘤样占位性病变而被误诊为肿瘤。CT表现为脑内单发或多发肿块样病变，呈圆形或不规则形，病灶周围可见轻至中度水肿，占位效应相对较轻，可伴出血、坏死及囊变。增强扫描常为环形强化，少数不强化。MRI多表现为单发或多发的圆形、类圆形肿块样结构，T_1WI呈均匀低信号，T_2WI呈均匀高信号，病灶周围多有水肿及占位效应。增强扫描病灶可呈现环形或半环形强化、斑片状强化、结节状强化等，其中"开环征"（非闭合性的环形强化）与"垂直征"（类似于多发性硬化的直角脱髓鞘征）具有一定的特异性。环的强化部分表示脱髓鞘的边界，因此好发于白质侧，而环的灰质侧常为环的缺口侧。随着病灶中心坏死和周围出现新病灶，则表现为环形强化，而其强化程度与巨噬细胞的浸润程度和受累白质的血脑屏障破坏程度有关。MRS显示病变区NAA峰明显降低，Cho峰可升高。因此波谱并不能有效鉴别DPTs和胶质瘤。本病例术前多模态MRI也显示了上述特点，如多发、多种强化特点以及肿瘤性波谱等特征。

DPTs的最终诊断主要依赖病理检测，本病作为脱髓鞘病的明确特征最终要求是在髓鞘脱失的病灶内还保留有轴索，故病理需做髓鞘和神经轴突的染色。DPTs病理主要表现大量淋巴细胞呈套袖状浸润在血管周围，髓鞘破坏区内见大量单核和巨噬细胞弥漫浸润，同时伴较多肥胖型星形细胞增生，病变区髓鞘脱失而轴索尚大量保存。DPTs内增生星形胶质细胞的核有明显分裂象，加上充分发育的巨噬细胞缺乏胞质难以与胶质细胞区分，而易误诊为胶质瘤，免疫组化CD68染色呈巨噬细胞阳性表达，从而与胶质瘤进行区分。本病例中CD68也是阳性表达。

综上，全面了解DPTs的临床特征和影像学表现可提高术前诊断正确率，把握其影像学表现的基础是了解其病理改变，病理诊断是最终区分DPTs和胶质瘤的"金标准"。对确诊的DPTs，使用短疗程的大剂量糖皮质激素冲击治疗，联合后续长疗程的口服糖皮质激素治疗，可以取得很好的治疗效果。

病例5　原发性中枢神经系统皮疽诺卡菌性脑炎

一、病情简介

病史： 男性，16岁，因"发作性意识丧失伴右侧肢体无力8年余，复发加重2年余"入院。8年前，突发右侧肢体无力，表现为持物困难、维持姿势困难，而后突发一过性意识丧失，曾诊断为"播散性脑脊髓炎"，予丙种球蛋白、糖皮质激素冲击等治疗后病情好转出院，但遗留右侧肢体精细动作欠灵活。2年前，患者突发倒地，意识丧失，双眼、口唇紧闭，四肢不自主抽动，持续1分钟后缓解，后出现自言自语、易激惹等精神行为异常。此后患者病情呈反复加重趋势。2021年1月因癫痫持续状态再次入院。

专科查体： 入院时神志清楚，近记忆力下降。右上肢指鼻试验、右下肢跟—膝—胫试验不准，一字步试验不能完成。余未见明显阳性体征。

影像学检查： 多次头部MRI弥散增强扫描示颅内多发强化结节（脑组织内可见多数长T_1、长T_2小结节影，FLAIR呈高信号，强化明显，多位于皮质及皮髓质交界处，部分病灶弥散受限），病灶有部分增减（如图6-15）。

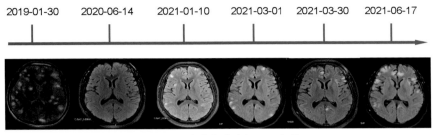

| 2019-01-30 | 2020-06-14 | 2021-01-10 | 2021-03-01 | 2021-03-30 | 2021-06-17 |

图6-15 患者多次头部MRI表现

二、临床诊治过程

术前诊断

1. 颅内多发病变：胶质瘤？炎症？

2. 继发性癫痫。

手术治疗过程

该病例颅内病变多发且广泛，为进一步明确病变性质，建议行活检术。在完善相关术前检查后，于2021年4月行脑组织活检术，部分病变组织外送病原体高通量基因检测。

病理检测

脑组织活检术中可见硬脑膜增厚，术后病理报告示脑组织坏死、液化，周边胶质细胞及小血管增生伴慢性炎细胞浸润，灶性血管周围见淋巴细胞"袖套状"环绕浸润。脑组织活检术中所见、HE染色和部分免疫组化检测结果如图6-16所示。

活检病变脑组织外送病原体高通量基因检测结果显示：诺卡菌属-皮疽诺卡菌，序列数469993。结合以上病理和基因检测结果，考虑颅内多发病变为皮疽诺卡菌感染。

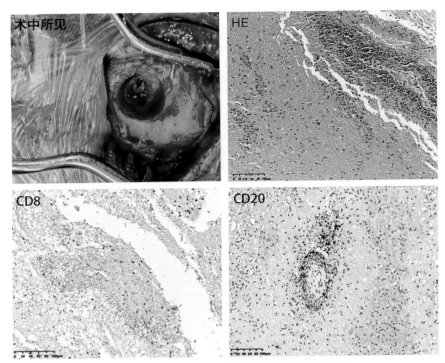

图6-16　术中所见、HE染色和部分免疫组化检测

病理诊断

定位：广泛大脑皮质及皮质下。定性：感染性。

综合病变组织形态、免疫组化和分子检测，整合诊断为原发性CNS皮疽诺卡菌性脑炎。

术后辅助治疗

术后患者病情好转，运动性语言障碍，吞咽困难、反应迟钝明显改善，目前行康复训练，一般情况良好。经抗诺卡菌感染治疗后复查头部MRI表现如图6-17所示。

随访及病情转归

患者术前及术后治疗中具体用药时间、类型及疗程如表6-5所示。

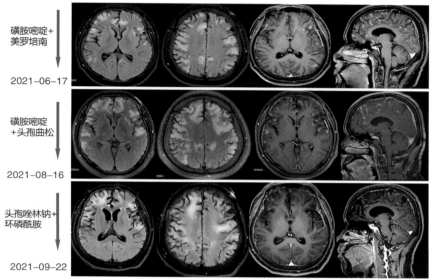

图6-17　经抗诺卡菌感染治疗后复查头部MRI表现

注：脑内多发病灶，主要位于皮质，继发脑萎缩。

表6-5　患者治疗期间用药时间、类型及疗程

用药时间	—	疗程
2013年1至2月	丙种球蛋白、大量糖皮质激素冲击治疗+口服糖皮质激素序贯疗法	30~40天
2019年2至3月	大量糖皮质激素冲击治疗+口服糖皮质激素序贯疗法	30~40天
2021年2至3月	大量糖皮质激素冲击治疗+口服糖皮质激素序贯疗法	约30天
2021年4至6月	口服磺胺嘧啶	约60天
2021年6至7月	口服磺胺嘧啶+美罗培南+阿米卡星+头孢曲松钠	约30天
2021年9月	头孢唑林钠抗感染、大量糖皮质激素冲击治疗+口服糖皮质激素序贯疗法、环磷酰胺免疫抑制	约21天
2021年9月至11月	口服甲氧苄啶+磺胺甲噁唑，长期口服	约3月

三、讨论

我们描述了一例罕见的无免疫缺陷患儿的慢性CNS皮疽诺卡菌感

染病例。患者既往无免疫缺陷疾病及外伤等病史，该病例病程长，呈慢性进行性进展，MRI表现为弥漫分布的强化结节，早期被误诊为播散性脑脊髓炎，予以糖皮质激素治疗有一定疗效，但后期予以激素、丙种球蛋白治疗后无效且逐渐加重。反复送检的血清和脑脊液检测均为阴性，后通过脑组织活检检测出高诺卡菌拷贝数以及有效的抗诺卡菌治疗，最终考虑慢性皮疽诺卡菌感染。

诺卡菌感染是一种罕见的机会性感染，免疫抑制人群和老年人群更容易感染诺卡菌，但三分之一的诺卡菌病患者可能具有正常的免疫功能，该病预后差，病死率高。皮疽诺卡菌是引起诺卡菌病常见的病原体之一。诺卡菌病通常表现为自限性呼吸道感染，也可从肺部传播到脑等具有特殊亲和力的其他器官。CNS诺卡菌病的临床表现通常是由脑内肉芽肿或脓肿的局部效应引起的，脊髓或脑膜中较少见。在CT或MRI上脓肿常表现为包膜期的环形强化。最常见的神经系统症状有局灶性神经系统异常、精神状态改变、癫痫发作、视觉变化、共济失调等。而CNS诺卡菌病影像学的"满天星"样病变是既往未曾报道过的。此例患者MRI可见脑灰白质交界区多发样强化灶，脑室及脑表面局灶性脑膜强化。随着抗诺卡菌药物的使用，患者临床症状改善，影像学上感染灶减少及软化灶形成。

CNS诺卡菌病治疗指南推荐具有良好血脑屏障穿透性的抗菌药物及联合治疗，推荐甲氧苄啶+磺胺甲噁唑和头孢曲松钠作为诺卡菌病的一线治疗药物，必要时可进行神经外科干预。在这例患者中，联合使用抗生素（磺胺嘧啶、美罗培南、阿米卡星和头孢曲松钠）治疗获得了良好的结果。同时，此病例强调了基于宏基因组新一代测序技术（mNGS）对诊断困难的慢性感染性病变罕见病原体鉴定的潜在价值。诺卡菌生长缓慢、培养周期长、外观多变，检测和未早期治疗可能会延迟病情，因此建议对于不明原因的慢性颅内感染或脑膜炎，应进行多次脑脊液培养或选择检测效率更高的技术，如mNGS。近年来，mNGS取得了巨大进展，可以快速识别各种病原体，是检测潜在致病菌的可靠方法。

附录
中枢神经系统肿瘤术后辅助治疗

一、成人型弥漫性低级别胶质瘤

（一）化疗

内科治疗，包括化疗时机、化疗方案、是否同步放疗等，在低级别胶质瘤的临床应用方面具有争议。目前，对于高危低级别胶质瘤患者（年龄40岁以上或肿瘤未全切除者），应积极考虑放疗联合化疗。推荐化疗方案包括：甲基苄肼+洛莫司汀+长春新碱方案化疗（PCV方案，1级证据）；TMZ化疗（2级证据）；TMZ同步放疗和（或）辅助化疗（2级证据）。

（二）放疗

1. 放疗指征

对于有显著残余疾病或有早期进展的多种其他危险因素的*IDH*突变型低级别胶质瘤患者，建议术后放疗；对于分子表型类似于胶质母细胞瘤的*IDH*野生型弥漫性低级别星形细胞瘤患者，不论手术切除范围如何或是否有其他预后不良因素，均建议术后放化疗。

2. 放疗剂量

低级别胶质瘤放疗总剂量为4 500~5 400 cGy，分次剂量180~200 cGy（1级证据）。对于*IDH*野生型低级别胶质瘤（WHO CNS5定义为4级星形细胞瘤）需提高剂量到5 940~6 000 cGy，特别是对于分子病理定义的星形细胞瘤或*MGMT*启动子非甲基化患者。

3. 靶区定义

根据RTOG标准，GTV主要是根据术前/术后MRI T_2/FLAIR异常信号区域勾画，如果术后残腔较大，推荐将整个残腔作为GTV部分；

囊性肿瘤手术切除后的残腔，根据术后放疗前MRI和CT显示的残腔勾画GTV，无须包括全部术前囊腔范围。须鉴别诊断肿瘤残留和术后改变，推荐GTV外扩1.0~2.0 cm作为低级别胶质瘤CTV，CTV外扩0.3~0.5 cm为PTV（附图1）。弥漫性多病灶的低级别胶质瘤建议在放疗剂量达4 500 cGy时复查头部MRI评估，残留病灶周围外放1 cm加量至5 400 cGy。

4.注意事项

当分次剂量大于200 cGy时，会增加发生远期认知障碍的风险（2级证据）。

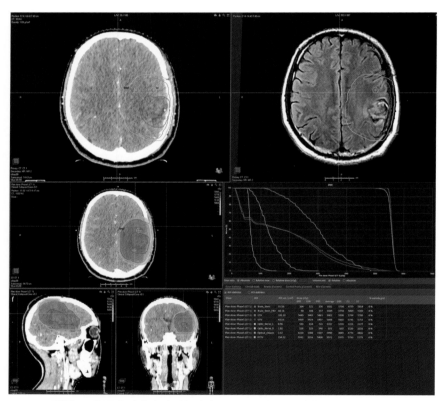

附图1　额颞岛叶少突胶质细胞瘤（WHO 2级）放疗靶区及剂量分布

二、成人型弥漫性高级别胶质瘤

（一）化疗

1. 经典化疗方案

（1）START方案：术后2周开始口服TMZ，剂量为75 mg/（$m^2 \cdot d$）；放疗期间同步口服TMZ 75 mg/（$m^2 \cdot d$），连服42天；同步放化疗结束4周，进入辅助化疗阶段，口服TMZ 150~200 mg/（$m^2 \cdot d$），连用5天，每28天重复，共6个周期。

（2）STUPP方案：术后4周，放疗期间同步口服TMZ 75 mg/（$m^2 \cdot d$），连服42天；同步放化疗结束4周，进入辅助化疗阶段，口服TMZ 150~200 mg/（$m^2 \cdot d$），连用5天，每28天重复，共6个周期。

（3）PCV方案：甲基苄肼60 mg/（$m^2 \cdot d$）第8~21天，洛莫司汀110 mg/（$m^2 \cdot d$）第1天，第8、第29天联用长春新碱1.4 mg/（$m^2 \cdot d$），8周为1个周期。

2. WHO 3级胶质瘤化疗方案

在分子病理指导下选择放疗联合TMZ或PCV方案（2级证据）。

（1）对于具有1p/19q联合缺失的3级少突胶质细胞瘤，推荐放疗加PCV化疗方案（1级证据），或放疗加同步和/或辅助TMZ化疗（2级证据）。

（2）对于无1p/19q联合缺失者，推荐放疗加辅助TMZ化疗。

3. 胶质母细胞瘤化疗（年龄≤70岁）

（1）KPS≥60分，*MGMT*启动子区甲基化患者，常规放疗加同步和辅助TMZ ± TTF（1级证据）。

（2）KPS≥60分，*MGMT*启动子区非甲基化或甲基化情况不明确患者：放疗加同步和辅助TMZ化疗 ± TTF（1级证据）。

（3）KPS＜60分患者，推荐短程放疗，加或不加同步和辅助TMZ化疗（2级证据）；存在*MGMT*启动子区甲基化者，也可单独TMZ化疗（2级证据）。

（二）放疗

1. 放疗时机

术后早期放疗能有效延长患者总生存期，推荐术后2~6周开始放疗（2级证据）。

2. 放疗技术

采用3D–CRT或IMRT。

3. 放疗剂量

放疗照射总剂量为6 000 cGy/30次，给予常规分次照射，单次剂量为180~200 cGy。肿瘤体积较大和/或位于重要功能区及WHO 3级胶质瘤，可适当降低照射总剂量（1级证据）。盲目提高放疗总剂量或分次剂量须慎重。

4. 靶区定义

（1）RTOG标准：NCCN指南推荐，第一阶段GTV1包括术后MRI T_1增强区、术腔和MRI T_2/FLAIR异常信号区，CTV1为GTV1外扩2 cm，如果瘤周没有水肿区域，则外扩2.5 cm，对于颅骨、脑室、大脑镰、小脑幕、视器、脑干等天然屏障区域，外扩0~0.5 cm，PTV1为CTV1外放0.3~0.5 cm；第二阶段GTV2包括术后MRI T_1增强区和术腔，CTV2为GTV2外扩2 cm，PTV2为CTV2外放0.3~0.5 cm。第一阶段CTV1剂量为4 600 cGy/23次，第二阶段CTV2剂量为1 400 cGy/7次（附图2至附图6）。

（2）欧洲癌症研究和治疗组织（European Organisation for Research and Treatment of Cancer，EORTC）标准：CTV设定不强调一定要包括所有瘤周水肿区。在安全的前提下，尽可能保证肿瘤照射剂量6 000 cGy，靶区勾画应参考术前/术后MRI。GTV包括MRI T_1增强区和术腔，不包括瘤周水肿区，CTV为GTV外扩2 cm，对于颅骨、脑室、大脑镰、小脑幕、视器、脑干等天然屏障区域，外扩<0.5 cm；PTV为CTV外扩0.3~0.5 cm。

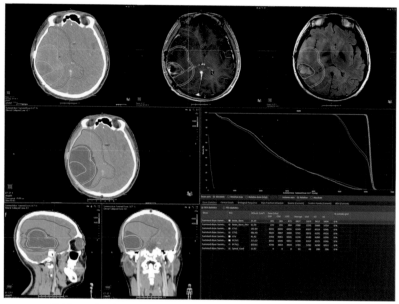

附图2 弥漫性半球胶质瘤*H3G34*突变型放疗靶区及剂量分布

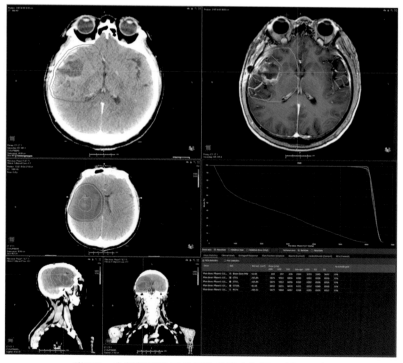

附图3 右侧额叶胶质母细胞瘤放疗靶区及剂量分布

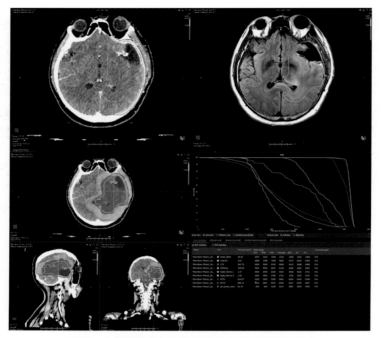

附图4　左侧颞叶胶质母细胞瘤放疗靶区及剂量分布

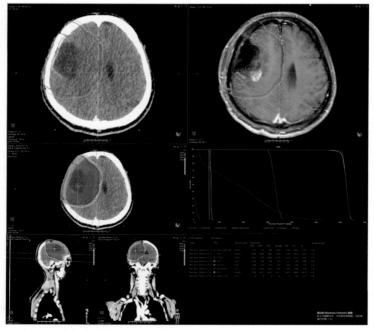

附图5　右侧额颞岛叶及基底节区胶质母细胞瘤放疗靶区及剂量分布

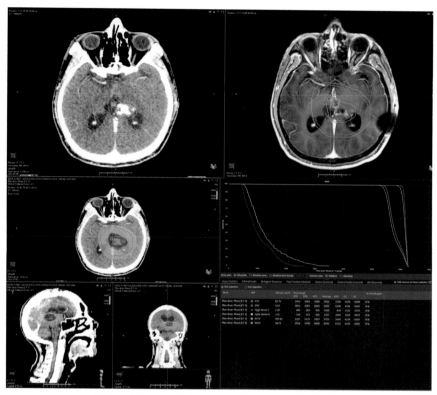

附图6 第三脑室及双侧丘脑弥漫性中线胶质瘤放疗靶区及剂量分布

（三）联合放化疗：放疗和TMZ同步应用

1. 胶质母细胞瘤

推荐成人初治患者放疗期间联合TMZ［75 mg/（m² · d）］同步化疗，并随后进行 6 个周期TMZ［150~200 mg/（m² · d）］辅助化疗，在放疗中和放疗后应用TMZ（2级证据）。

2. WHO 3级胶质瘤

（1）存在1p/19q联合缺失患者：对放化疗更敏感（1级证据），一线治疗方案为放疗联合PCV方案化疗（1级证据）；TMZ对3级胶质瘤的治疗初步显示疗效（2级证据），且副反应更少。

（2）无1p/19q联合缺失者：放疗联合12个周期TMZ，可显著改善患者总生存期。*IDH*野生型伴或不伴*TERT*启动子区突变患者，临床预后最差，应提高放化疗强度。

（四）肿瘤电场治疗

TTF通过低强度、中频（200 kHz）交流电场，作用于增殖肿瘤细胞的微管蛋白，干扰肿瘤细胞有丝分裂，使受影响的肿瘤细胞凋亡并抑制肿瘤生长。临床研究表明，TTF联合TMZ治疗新发胶质母细胞瘤可显著提高患者5年总生存率为13%，中位总生存期由16个月延长至20.9个月。因此，2018年NCCN指南将"常规放疗+同步和辅助TMZ化疗+TTF"作为胶质母细胞瘤治疗的Ⅰ类推荐。《中国脑胶质瘤临床管理指南》（2020）将TTF作为Ⅰ类推荐用于新诊断的胶质母细胞瘤患者。

1. TTF治疗前定位

因胶质瘤病灶的大小、形状和位置不同，使用TTF前需像放疗一样定位，以提高肿瘤区域的电场强度和治疗效果。在治疗前，参照患者MRI表现，测量肿瘤大小和位置，并导入TTF计划系统，然后生成电场贴片布局图，布局肿瘤中心及周围约20 mm范围内的电场强度。但目前TTF计划系统只能针对小脑幕上肿瘤实施定位，对于小脑幕下肿瘤尚无法定位。

2. TTF的使用和电场贴片管理

（1）头部准备：剃净头皮毛发，采用医用乙醇擦拭头皮，待干燥后使用电场贴片。

（2）贴片使用：佩戴时需要使用4个电场贴片（2个黑色贴片和2个白色贴片）。黑色阵列贴片放置于头部前部和后部，白色阵列贴片放置在头部两侧。

（3）贴片管理：每3~4天（最多）须更换电场贴片。

3. TTF常见不良反应的预防和处理

皮肤刺激是TTF较为常见的不良反应，主要表现为局部的红色皮疹、溃疡或水疱，一般不会造成无法修复的皮肤损伤。可外用皮质类固醇乳膏对症处理。若皮肤刺激症状加重，为了尽量减轻电场贴片下方的皮肤刺激，在更换电场贴片时可少许移动粘贴位置（约2 cm），下次佩戴时再恢复原位。

三、室管膜瘤

手术是室管膜瘤的首选治疗方法，术后根据患者年龄、病理级别、手术切除状态等评估是否行术后放疗及化疗。

（一）放疗

手术是室管膜瘤首选治疗方法，肿瘤全切除后多数学者主张无须辅助治疗，室管膜瘤部分切除和间变性室管膜瘤具有放疗适应证（3级证据）。

1. 放疗范围

术后3周需行全脑、全脊髓MRI和脑脊液脱落细胞学检查，无脑或脊髓肿瘤播散证据者推荐给予局部放疗，反之则推荐全脑、全脊髓放疗（3级证据）。根据术前和术后MRI表现确定肿瘤局部照射范围，通常将GTV为T_1增强区或FLAIR/T_2WI上异常信号区，CTV为GTV外放1~2 cm（附图7），每日分割剂量180~200 cGy。

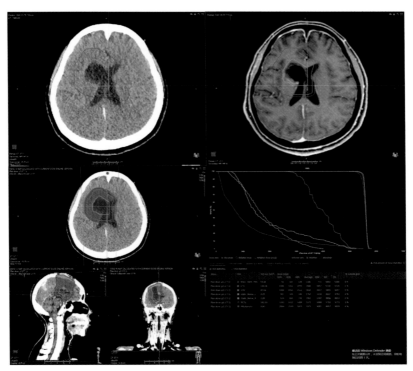

附图7 右侧脑室室管膜瘤WHO 2级放疗靶区及剂量分布

2. 放疗剂量

肿瘤总剂量为5 400~5 940 cGy，脊髓区肿瘤剂量4 500 cGy，如果肿瘤位于脊髓圆锥以下，总剂量可以提高至6 000 cGy。其中，全脑、全脊髓放疗全脑包括硬脑膜以内的区域，全脊髓上起第1颈髓、下至尾椎硬膜囊，全脑、全脊髓照射总剂量3 600 cGy，180~200 cGy/次，后续病灶区缩野局部追加剂量为5 400~5 940 cGy，脊髓病灶区追加剂量至4 500 cGy。

（二）化疗

对放疗后短期复发或不宜、拒绝接受放疗患者，可选择化疗作为辅助治疗；对于有颅内室管膜瘤的儿童，如果年龄小于12个月，建议单纯化疗；如果年龄小于18个月，可以选择单纯化疗，可选化疗药物包括长春新碱、顺铂、环磷酰胺和依托泊苷。对于复发且不具备局部治疗指征的室管膜瘤患者，化疗是必要的选择之一；对于成人复发室管膜瘤患者，可选择铂类或TMZ。

四、毛细胞型星形细胞瘤

手术是毛细胞型星形细胞瘤主要治疗方案。毛细胞型星形细胞瘤以20岁以下发病率最高（77.4%），其中以小脑居首（92%）。临床表现以颅内压增高为主，其次为共济失调，确诊主要依靠病理检测。该病预后与手术切除程度呈正相关，肿瘤全切除术后10年内存活率达95%、部分切除术后达72.7%。全切除术后无须常规放疗，不全切除病灶需要补充放疗。

五、颅内生殖细胞瘤

颅内生殖细胞瘤（intracranial germ cell tumor，ICGCT）是未成年人CNS常见肿瘤，好发于中线附近，以青少年和儿童多见，男性患儿多于女性。ICGCT分为单纯生殖细胞瘤和其他恶性NGGCT。

（一）生殖细胞瘤的治疗

放疗是生殖细胞瘤主要治疗方法之一，单纯放疗后患者5年生存率＞90%，放疗采用6-MV高能X线，可采用全脑室或全脑、全脊髓放疗［肿瘤吸收剂量（DT）2 400~3 000 cGy］+局部加量（至4 500~5 000 cGy）（附图8）。

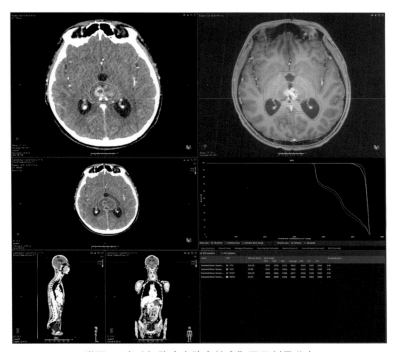

附图8 生殖细胞瘤全脑室放疗靶区及剂量分布

放化疗联合治疗不仅降低了放射剂量，同时也提高了患者的远期生活质量。常用化疗药物包括卡铂、顺铂、博来霉素、异环磷酰胺、依托泊苷等，以铂类为主的方案包括CE（卡铂+依托泊苷）、ICE（异环磷酰胺+卡铂+依托泊苷）、PE（顺铂+依托泊苷）方案等，每3周为1个疗程，共4~6个疗程。

（二）NGGCT的治疗

相较于单纯生殖细胞瘤，NGGCT表现出放射抵抗，短期疗效较为明确，但远期效果较差。NGGCT单纯放疗复发率高，放射剂量为5 000~6 000 cGy，但放疗后会出现神经系统放射相关性损伤，如智力障碍、垂体功能受损；对于患儿，全脊髓照射会影响身高、甲状腺及性腺功能，造成患儿发育迟缓等迟发性不良反应，远期生活质量差。在保障疗效的基础上，放化疗联合治疗方案可减少放射剂量并能提高患儿远期生活质量。化疗方案主要为ICE、PE方案。

六、儿童型胶质瘤

（一）低级别胶质瘤的放疗

既往研究认为，肿瘤切除术后应尽早放疗，但近期研究表明较早的放疗对患者的总生存率无明显影响，而接受放疗时间越早，对患儿认知、生长发育及生育能力的影响越大。同时，接受放疗后的患者较未接受放疗的患者，其注意力、执行力和获取信息的能力明显变差。因此，放疗主要应用于不能手术切除（或不能二次手术切除）及化疗后肿瘤快速进展的患者。

放疗剂量：低级别胶质瘤放疗总剂量为4 500~5 400 cGy，分次剂量180~200 cGy（注：分次剂量大于200 cGy会增加发生远期认知障碍的风险），见附图9至附图11。放疗联合PCV化疗的收益要明显高于单纯放疗。但儿童放疗副反应大，可引起神经发育迟缓、垂体功能受损及迟发的血管效应等，故目前一般原则为尽量延缓放疗的应用。

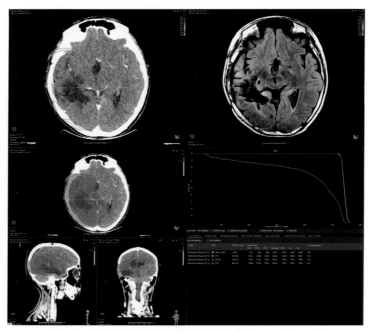

附图9　儿童型弥漫性低级别胶质瘤放疗靶区及剂量分布

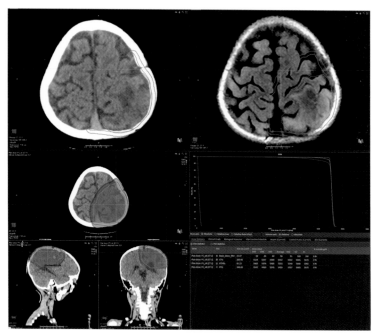

附图10 儿童型左侧顶叶低级别胶质瘤放疗靶区及剂量分布

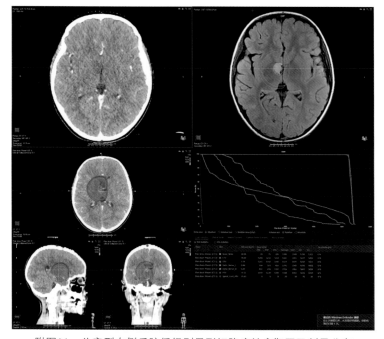

附图11 儿童型右侧丘脑低级别星形细胞瘤放疗靶区及剂量分布

（二）高级别胶质瘤的放疗

术后早期放疗能有效延长高级别胶质瘤患者的总生存期，推荐术后2~6周开始放疗。对于胶质母细胞瘤，推荐放疗联合TMZ。

3岁为是否行放疗的决断年龄，但对于高级别胶质瘤患儿，可适当放宽年龄限制。推荐采用3D-CRT或IMRT技术，常规分割，适形放疗技术可提高靶区剂量的覆盖率、适形度及对正常组织保护程度，缩小不必要的照射体积，降低晚期并发症发生率。

放疗剂量：总剂量为5 400~6 000 cGy，180~200 cGy/次，分割30~33次，1次/天，肿瘤体积较大和（或）位于重要功能区及WHO 3级胶质瘤，可适当降低照射总剂量，见附图12至附图13。目前，提高放疗剂量是否获益尚未证实，盲目提高总剂量或提高分次剂量将增加放疗后不良反应。

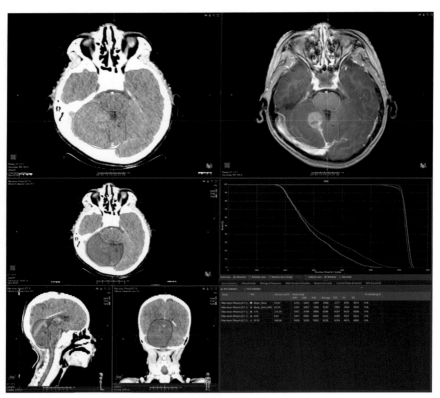

附图12　小脑半球广泛高级别胶质瘤放疗靶区及剂量分布

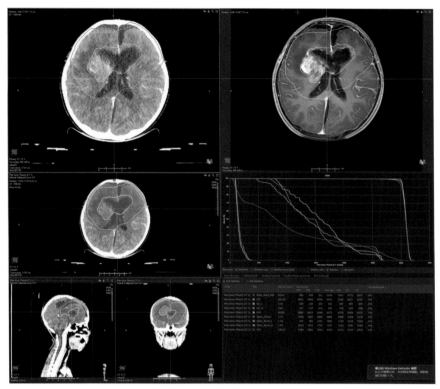

附图13　儿童型双侧脑室、胼胝体高级别胶质瘤放疗靶区及剂量分布

七、中枢神经系统淋巴瘤

原发性CNS淋巴瘤（primary central nervous system lymphoma，PCNSL）约占所有颅内肿瘤的4%，占所有非霍奇金淋巴瘤的2%~3%。因PCNSL发病呈多病灶性且广泛浸润，临床上常采用全身化疗及放疗（附图14）。

本病单纯放疗缓解率高，但缓解时间短，无生存获益，可用于初始治疗时不适合全身化疗的患者。国际淋巴瘤放射肿瘤学组（the International Lymphoma Radiation Oncology Group，ILROG）2015指南推荐全脑放疗剂量为4 000~5 000 cGy（150~180 cGy/次）；对于在使用以大剂量甲氨蝶呤（MTX）为基础的诱导化疗后完全缓解患者，全脑放疗剂量可减量至2 340 cGy（180 cGy/次）；对于在使用以大剂量

MTX为基础的诱导化疗后非完全缓解患者，放疗作为巩固治疗手段，最佳放疗范围及剂量尚不明确，2015 ILROG指南推荐全脑放疗剂量为3 600~4 500 cGy（150~180 cGy/次）。挽救放疗剂量与化疗后未达完全缓解患者相同；对于姑息放疗患者，全脑放疗剂量为3 000~3 600 cGy（10次或15次）。

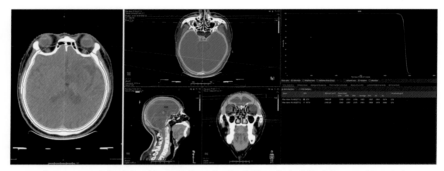

附图14　原发性中枢神经系统弥漫大B细胞淋巴瘤全脑放疗靶区及剂量分布

参考文献

［1］国家卫生健康委员会医政医管局，中国抗癌协会脑胶质瘤专业委员会，中国医师协会脑胶质瘤专业委员会. 脑胶质瘤诊疗指南（2022版）［J］. 中华神经外科杂志，2022，38（8）：757-777.

［2］中华人民共和国国家卫生健康委员会. 儿童脑胶质瘤诊疗规范（2021年版）［J］. 肿瘤综合治疗电子杂志，2021，7（3）：22-31.

［3］中华人民共和国国家卫生健康委员会. 儿童中枢神经系统生殖细胞肿瘤诊疗规范（2021年版）［J］. 全科医学临床与教育，2021，19（12）：1060-1063.

［4］中国医师协会脑胶质瘤专业委员会，中国抗癌协会脑胶质瘤专业委员会，中国脑胶质瘤协作组. 成人丘脑胶质瘤手术治疗中国专家共识［J］. 临床神经外科杂志，2022，19（1）：1-10.

［5］中国抗癌协会脑胶质瘤专业委员会. 中国抗癌协会脑胶质瘤整合诊治指南（精简版）［J］. 中国肿瘤临床，2022，49（16）：811-818.

［6］中国抗癌协会小儿肿瘤专业委员会. 儿童原发中枢神经系统生殖细胞肿瘤多学科诊疗专家共识［J］. 中国小儿血液与肿瘤杂志，2018，23（6）：281-286.

［7］中华医学会病理学分会儿科病理学组，中国抗癌协会小儿肿瘤专业委员会病理学组，福棠儿童医学发展研究中心病理专业委员会. 儿童横纹肌肉瘤病理诊断规范化专家共识［J］. 中华病理学杂志，2021，50（10）：1110-1115.

［8］杨学军，马文斌. 脑胶质瘤诊疗规范临床解读［M］. 北京：人民卫生出版社，2021.

［9］王翔，刘艳辉，毛庆. 经前纵裂胼胝体入路切除第三脑室前、中、后部肿瘤［J］. 中国微侵袭神经外科杂志，2014，19（3）：1-3.

［10］王翔，刘艳辉，毛庆. 采用直切口和无持续牵拉技术经纵裂-胼胝体-穹隆间入路切除第三脑室肿瘤［J］. 中国微侵袭神经外科杂志，2017，22（1）：18-20.

［11］仇波，王勇，王维，等. 单侧Poppen入路切除松果体区脑膜瘤（附16例报告）［J］. 中国临床神经外科杂志，2014，19（5）：269-271.

［12］ACERBI F, BROGGI M, EOLI M, et al. Is fluorescein-guided technique able to help in resection of high-grade gliomas?［J］. Neurosurg Focus, 2014, 36(2): 1-8.

［13］AGHAJAN Y, MALICKI D M, LEVY M L, et al. Atypical central neurocytoma with novel EWSR1-ATF1 fusion and MUTYH mutation detected by next-generation sequencing [J]. BMJ Case Rep, 2019, 12(1): 1–3.

[14] ALATTAR A A, BRANDEL M G, HIRSHMAN B R, et al. Oligodendroglioma resection: a Surveillance, Epidemiology, and End Results (SEER) analysis [J]. J Neurosurg, 2018, 128(4): 1076–1083.

[15] AMIRIAN E S, ARMSTRONG T S, ALDAPE K D, et al. Predictors of survival among pediatric and adult ependymoma cases: a study using Surveillance, Epidemiology, and End Results data from 1973 to 2007 [J]. Neuroepidemiology, 2012, 39(2): 116–124.

[16] AOKI K, NAKAMURA H, SUZUKI H, et al. Prognostic relevance of genetic alterations in diffuse lower-grade gliomas [J]. Neuro Oncol, 2018, 20(1): 66–77.

[17] ARABZADE A, ZHAO Y, VARADHARAJAN S, et al. ZFTA-RELA Dictates Oncogenic Transcriptional Programs to Drive Aggressive Supratentorial Ependymoma [J]. Cancer Discov, 2021, 11(9): 2200–2215.

[18] ARMSTRONG T S, VERA-BOLANOS E, BEKELE B N, et al. Adult ependymal tumors: prognosis and the M. D. Anderson Cancer Center experience [J]. Neuro Oncol, 2010, 12(8): 862–870.

[19] BECKER E B, ZULIANI L, PETTINGILL R, et al. Contactin-associated protein-2 antibodies in non-paraneoplastic cerebellar ataxia [J]. J Neurol Neurosurg Psychiatry, 2012, 83(4): 437–440.

[20] BENET A, HERVEY-JUMPER S L, SÁNCHEZ J J, et al. Surgical assessment of the insula. Part 1: surgical anatomy and morphometric analysis of the transsylvian and transcortical approaches to the insula [J]. J Neurosurg, 2016, 124(2): 469–481.

[21] BERLIT P, KRAEMER M. Cerebral vasculitis in adults: what are the steps in order to establish the diagnosis? Red flags and pitfalls [J]. Clin Exp Immunol, 2014, 175(3): 419–424.

[22] BEUCLER N, FARAH K, CHOUCHA A, et al. Nocardia farcinica cerebral abscess: A systematic review of treatment strategies [J]. Neurochirurgie, 2022, 68(1): 94–101.

[23] BINKS S, VARLEY J, LEE W, et al. Distinct HLA associations of LGI1 and CASPR2-antibody diseases [J]. Brain, 2018, 141(8): 2263–2271.

[24] BOYKO M, AU K L K, CASAULT C, et al. Systematic review of the clinical spectrum of CASPR2 antibody syndrome [J]. J Neurol, 2020, 267(4): 1137–1146.

[25] BRAT D J, ALDAPE K, COLMAN H, et al. cIMPACT-NOW update 3: recommended diagnostic criteria for "Diffuse astrocytic glioma, IDH-wildtype, with molecular features of glioblastoma, WHO grade IV" [J]. Acta Neuropathol, 2018, 136(5): 805–810.

［26］BRAT D J, SCHEITHAUER B W, EBERHART C G, et al. Extraventricular neurocytomas: pathologic features and clinical outcome［J］. Am J Surg Pathol, 2001, 25(10): 1252-1260.

［27］BROWN P D, BALLMAN K V, CERHAN J H, et al. Postoperative stereotactic radiosurgery compared with whole brain radiotherapy for resected metastatic brain disease (NCCTG N107C/CEC·3): a multicentre, randomised, controlled, phase 3 trial［J］. Lancet Oncol, 2017, 18(8): 1049-1060.

［28］BROWN P D, BUCKNER J C, O'FALLON J R, et al. Adult patients with supratentorial pilocytic astrocytomas: a prospective multicenter clinical trial［J］. Int J Radiat Oncol Biol Phys, 2004, 58(4): 1153-1160.

［29］BURKHARD C, DI PATRE P L, SCHÜLER D, et al. A population-based study of the incidence and survival rates in patients with pilocytic astrocytoma［J］. J Neurosurg, 2003, 98(6): 1170-1174.

［30］CAMPOS A R, CLUSMANN H, VON LEHE M, et al. Simple and complex dysembryoplastic neuroepithelial tumors (DNT) variants: clinical profile, MRI, and histopathology［J］. Neuroradiology, 2009, 51(7): 433-443.

［31］CAÑELLAS A R, GOLS A R, IZQUIERDO J R, et al. Idiopathic inflammatory-demyelinating diseases of the central nervous system［J］. Neuroradiology, 2007, 49(5): 393-409.

［32］CHANG E L, AKYUREK S, AVALOS T, et al. Evaluation of peritumoral edema in the delineation of radiotherapy clinical target volumes for glioblastoma［J］. Int J Radiat Oncol Biol Phys, 2007, 68(1): 144-150.

［33］CHEN S, ZUO M, LI T, et al. Extraventricular site indicates higher grade but better prognosis in adult supratentorial ependymomas: a 14-year single-center retrospective cohort［J］. Neurosurg Rev, 2022, 45(6): 3771-3778.

［34］CHERNOV M F, KAMIKAWA S, YAMANE F, et al. Neurofiberscopic biopsy of tumors of the pineal region and posterior third ventricle: indications, technique, complications, and results［J］. Neurosurgery, 2006, 59(2): 267-277.

［35］CHIANG J C H, HARRELD J H, TANAKA R, et al. Septal dysembryoplastic neuroepithelial tumor: a comprehensive clinical, imaging, histopathologic, and molecular analysis［J］. Neuro Oncol, 2019, 21(6): 800-808.

［36］CONVILLE P S, BROWN-ELLIOTT B A, SMITH T, et al. The Complexities of *Nocardia* Taxonomy and Identification［J］. J Clin Microbiol, 2017, 56(1): 1-10.

［37］CRAIG S E L, WRIGHT J, SLOAN A E, et al. Fluorescent-Guided Surgical Resection of Glioma with Targeted Molecular Imaging Agents: A Literature Review ［J］. World Neurosurg, 2016, 90: 154-163.

［38］DAUMAS-DUPORT C. Dysembryoplastic neuroepithelial tumours［J］. Brain Pathol, 1993, 3(3): 283-295.

［39］DAUMAS-DUPORT C, SCHEITHAUER B W, CHODKIEWICZ J P, et al. Dysembryoplastic neuroepithelial tumor: a surgically curable tumor of young patients with intractable partial seizures. Report of thirty-nine cases［J］. Neurosurgery, 1988, 23(5): 545-556.

［40］DAUMAS-DUPORT C, VARLET P, BACHA S, et al. Dysembryoplastic neuroepithelial tumors: nonspecific histological forms: a study of 40 cases［J］. J Neurooncol, 1999, 41(3): 267-280.

［41］DEGIROLAMI U, SCHMIDEK H. Clinicopathological study of 53 tumors of the pineal region［J］. J Neurosurg, 1973, 39(4): 455-462.

［42］DETTI B, SCOCCIANTI S, MARAGNA V, et al. Pleomorphic Xanthoastrocytoma: a single institution retrospective analysis and a review of the literature［J］. Radiol Med, 2022, 127(10): 1134-1141.

［43］DING Y, SUN L, HU Y, et al. Combined Microscopic and Endoscopic Surgery for Pineal Region Meningiomas Using the Occipital-Parietal Transtentorial Approach ［J］. Front Oncol, 2022, 12: 1-7.

［44］DUFFAU H. Awake surgery for incidental WHO grade Ⅱ gliomas involving eloquent areas［J］. Acta Neurochir (Wien), 2012, 154(4): 575-584.

［45］DUTRA L A, DE SOUZA A W, GRINBERG-DIAS G, et al. Central nervous system vasculitis in adults: An update［J］. Autoimmun Rev, 2017, 16(2): 123-131.

［46］EBRAHIMI A, KORSHUNOV A, REIFENBERGER G, et al. Pleomorphic xanthoastrocytoma is a heterogeneous entity with pTERT mutations prognosticating shorter survival［J］. Acta Neuropathol Commun, 2022, 10(1): 1-10.

［47］EL-HATEER H, SOUHAMI L, ROBERGE D, et al. Low-grade oligodendroglioma: an indolent but incurable disease? Clinical article［J］. J Neurosurg, 2009, 111(2): 265-271.

［48］ELJAMEL M S, MAHBOOB S O. The effectiveness and cost-effectiveness of intraoperative imaging in high-grade glioma resection; a comparative review of intraoperative ALA, fluorescein, ultrasound and MRI［J］. Photodiagnosis Photodyn Ther, 2016, 16: 35-43.

［49］ELLISON D W, ALDAPE K D, CAPPER D, et al. cIMPACT-NOW update 7: advancing the molecular classification of ependymal tumors［J］. Brain Pathol, 2020, 30(5): 863-866.

［50］ENE C I, NERVA J D, MCGRATH L, et al. Flow-Related Aneurysm within Glioblastoma: A Case Report and Review of Literature［J］. World Neurosurg, 2016, 89: 729. e1-729. e6.

［51］ENOMOTO T, AOKI M, HAMASAKI M, et al. Midline Glioma in Adults: Clinicopathological, Genetic, and Epigenetic Analysis［J］. Neurol Med Chir (Tokyo), 2020, 60(3): 136-146.

［52］ERKER C, TAMRAZI B, POUSSAINT T Y, et al. Response assessment in paediatric high-grade glioma: recommendations from the Response Assessment in Pediatric Neuro-Oncology (RAPNO) working group ［J］. Lancet Oncol, 2020, 21(6): e317-e329.

［53］ESQUENAZI Y, MOUSSAZADEH N, LINK T W, et al. Thalamic Glioblastoma: Clinical Presentation, Management Strategies, and Outcomes ［J］. Neurosurgery, 2018, 83(1): 76-85.

［54］FATAHI-BAFGHI M. Nocardiosis from 1888 to 2017 ［J］. Microb Pathog, 2018, 114: 369-384.

［55］FERRERI A J. How I treat primary CNS lymphoma ［J］. Blood, 2011, 118(3): 510-522.

［56］FORSYTH P A, SHAW E G, SCHEITHAUER B W, et al. Supratentorial pilocytic astrocytomas. A clinicopathologic, prognostic, and flow cytometric study of 51 patients ［J］. Cancer, 1993, 72(4): 1335-1342.

［57］FRAPPAZ D, DHALL G, MURRAY M J, et al. EANO, SNO and Euracan consensus review on the current management and future development of intracranial germ cell tumors in adolescents and young adults ［J］. Neuro Oncol, 2022, 24(4): 516-527.

［58］GÁLLEGO PÉREZ-LARRAYA J, GARCIA-MOURE M, LABIANO S, et al. Oncolytic DNX-2401 Virus for Pediatric Diffuse Intrinsic Pontine Glioma ［J］. N Engl J Med, 2022, 386(26): 2471-2481.

［59］GERRITSEN J K W, VIËTOR C L, RIZOPOULOS D, et al. Awake craniotomy versus craniotomy under general anesthesia without surgery adjuncts for supratentorial glioblastoma in eloquent areas: a retrospective matched case-control study ［J］. Acta Neurochir (Wien), 2019, 161(2): 307-315.

［60］GHARZEDDINE K, HATZOGLOU V, HOLODNY A I, et al. MR Perfusion and MR Spectroscopy of Brain Neoplasms ［J］. Radiol Clin North Am, 2019, 57(6): 1177-1188.

［61］GIELEN G H, BAUGH J N, VAN VUURDEN D G, et al. Pediatric high-grade gliomas and the WHO CNS Tumor Classification-Perspectives of pediatric neuro-oncologists and neuropathologists in light of recent updates ［J］. Neurooncol Adv, 2022, 4(1): 1-8.

［62］GILBERT M R, WANG M, ALDAPE K D, et al. Dose-dense temozolomide for newly diagnosed glioblastoma: a randomized phase III clinical trial ［J］. J Clin Oncol, 2013, 31(32): 4085-4091.

［63］GITTLEMAN H, CIOFFI G, VECCHIONE-KOVAL T, et al. Descriptive epidemiology of germ cell tumors of the central nervous system diagnosed in the United States from 2006 to 2015 ［J］. J Neurooncol, 2019, 143(2): 251-260.

［64］GOGOS A J, YOUNG J S, PEREIRA M P, et al. Surgical management of incidentally discovered low–grade gliomas ［J］. J Neurosurg, 2020: 1–8.

［65］GONG X, KUANG S, DENG D, et al. Differences in survival prognosticators between children and adults with H3K27M–mutant diffuse midline glioma ［J］. CNS Neurosci Ther, 2023: 1–13.

［66］GRAVESTEIJN B Y, KEIZER M E, VINCENT A, et al. Awake craniotomy versus craniotomy under general anesthesia for the surgical treatment of insular glioma: choices and outcomes ［J］. Neurol Res, 2018, 40(2): 87–96.

［67］GUESMI H, HOUTTEVILLE J P, COURTHÉOUX P, et al. Dysembryoplastic neuroepithelial tumors. Report of 8 cases including two with unusual localization ［J］. Neurochirurgie, 1999, 45(3): 190–200.

［68］GUILLAMO J S, DOZ F, DELATTRE J Y. Brain stem gliomas ［J］. Curr Opin Neurol, 2001, 14(6): 711–715.

［69］HAJJ–ALI R A, CALABRESE L H. Diagnosis and classification of central nervous system vasculitis ［J］. J Autoimmun, 2014, 48/49: 149–152.

［70］HAJJ–ALI R A, CALABRESE L H. Central nervous system vasculitis: advances in diagnosis ［J］. Curr Opin Rheumatol, 2020, 32(1): 41–46.

［71］HARDY T A. Pseudotumoral demyelinating lesions: diagnostic approach and long–term outcome ［J］. Curr Opin Neurol, 2019, 32(3): 467–474.

［72］HARTER D H, OMEIS I, FORMAN S, et al. Endoscopic resection of an intraventricular dysembryoplastic neuroepithelial tumor of the septum pellucidum ［J］. Pediatr Neurosurg, 2006, 42(2): 105–107.

［73］HERVEY–JUMPER S L, LI J, OSORIO J A, et al. Surgical assessment of the insula. Part 2: validation of the Berger–Sanai zone classification system for predicting extent of glioma resection ［J］. J Neurosurg, 2016, 124(2): 482–488.

［74］HORBINSKI C, BERGER T, PACKER R J, et al. Clinical implications of the 2021 edition of the WHO classification of central nervous system tumours ［J］. Nat Rev Neurol, 2022, 18(9): 515–529.

［75］HU X, REN Y M, YANG X, et al. Surgical Treatment of Pineal Region Tumors: An 18 year–Experience at a Single Institution ［J］. World Neurosurg, 2023, 172: e1–e11.

［76］IUS T, CESSELLI D, ISOLA M, et al. Incidental Low–Grade Gliomas: Single–Institution Management Based on Clinical, Surgical, and Molecular Data ［J］. Neurosurgery, 2020, 86(3): 391–399.

［77］IUS T, PAULETTO G, ISOLA M, et al. Surgery for insular low–grade glioma: predictors of postoperative seizure outcome ［J］. J Neurosurg, 2014, 120(1): 12–23.

［78］JABEEN S, KONAR S K, PRASAD C, et al. Conventional and Advanced Magnetic

Resonance Imaging Features of Supratentorial Extraventricular Ependymomas ［J］. J Comput Assist Tomogr, 2020, 44(5): 692–698.

［79］JEZEWSKI D, PARAFINIUK D, NOWACKI P, et al. Intracerebral metastasis of glioblastoma multiforme. Case report and literature review ［J］. Ann Acad Med Stetin, 2011, 57(1): 59–63.

［80］JIN H, QU Y, GUO Z N, et al. Primary Angiitis of the Central Nervous System Mimicking Glioblastoma: A Case Report and Literature Review ［J］. Front Neurol, 2019, 10: 1–8.

［81］JONES C, KARAJANNIS M A, JONES D T W, et al. Pediatric high–grade glioma: biologically and clinically in need of new thinking ［J］. Neuro Oncol, 2017, 19(2): 153–161.

［82］KALEY T, TOUAT M, SUBBIAH V, et al. BRAF Inhibition in $BRAF^{V600}$–Mutant Gliomas: Results From the VE–BASKET Study ［J］. J Clin Oncol, 2018, 36(35): 3477–3484.

［83］KANEKO S, ELJAMEL M S. Fluorescence image–guided neurosurgery ［J］. Future Oncol, 2017, 13(26): 2341–2348.

［84］KARREMANN M, GIELEN G H, HOFFMANN M, et al. Diffuse high–grade gliomas with H3 K27M mutations carry a dismal prognosis independent of tumor location ［J］. Neuro Oncol, 2018, 20(1): 123–131.

［85］KLINE C N, JOSEPH N M, GRENERT J P, et al. Inactivating $MUTYH$ germline mutations in pediatric patients with high–grade midline gliomas ［J］. Neuro Oncol, 2016, 18(5): 752–753.

［86］KOCHI M, ITOYAMA Y, SHIRAISHI S, et al. Successful treatment of intracranial nongerminomatous malignant germ cell tumors by administering neoadjuvant chemotherapy and radiotherapy before excision of residual tumors ［J］. J Neurosurg, 2003, 99(1): 106–114.

［87］KONOVALOV A N, MARYASHEV S A, PITSKHELAURI D I, et al. Central neurocytomas: long–term treatment outcomes ［J］. Zh Vopr Neirokhir Im N N Burdenko, 2021, 85(2): 5–16.

［88］KONOVALOV A N, SPALLONE A, PITZKHELAURI D I. Meningioma of the pineal region: a surgical series of 10 cases ［J］. J Neurosurg, 1996, 85(4): 586–590.

［89］KRAEMER M, BERLIT P. Primary central nervous system vasculitis: clinical experiences with 21 new European cases ［J］. Rheumatol Int, 2011, 31(4): 463–472.

［90］KRESBACH C, NEYAZI S, SCHÜLLER U. Updates in the classification of ependymal neoplasms: The 2021 WHO Classification and beyond ［J］. Brain Pathol, 2022, 32(4): 1–11.

［91］KUAI X P, WANG S Y, LU Y P, et al. MRI Features of Intracranial Anaplastic Ependymomas: A Comparison of Supratentorial and Infratentorial Lesions ［J］. Front Oncol, 2020, 10: 1–10.

［92］LABUSSIÈRE M, BOISSELIER B, MOKHTARI K, et al. Combined analysis of TERT, EGFR, and IDH status defines distinct prognostic glioblastoma classes ［J］. Neurology, 2014, 83(13): 1200–1206.

［93］LEBRUN C, FONTAINE D, BOURG V, et al. Treatment of newly diagnosed symptomatic pure low–grade oligodendrogliomas with PCV chemotherapy ［J］. Eur J Neurol, 2007, 14(4): 391–398.

［94］LEBRUN C, FONTAINE D, RAMAIOLI A, et al. Long–term outcome of oligodendrogliomas ［J］. Neurology, 2004, 62(10): 1783–1787.

［95］LECLERCQ D, TRUNET S, BERTRAND A, et al. Cerebral tumor or pseudotumor? ［J］. Diagn Interv Imaging, 2014, 95(10): 906–916.

［96］LENZI J, SALVATI M, RACO A, et al. Central neurocytoma: a novel appraisal of a polymorphic pathology. Our experience and a review of the literature ［J］. Neurosurg Rev, 2006, 29(4): 286–292.

［97］LOUIS D N, GIANNINI C, CAPPER D, et al. cIMPACT–NOW update 2: diagnostic clarifications for *diffuse midline glioma, H3 K27M-mutant and diffuse astrocytoma/anaplastic astrocytoma, IDH-mutant* ［J］. Acta Neuropathol, 2018, 135(4): 639–642.

［98］LOUIS D N, OHGAKI H, WIESTLER O D, et al. The 2007 WHO classification of tumours of the central nervous system ［J］. Acta Neuropathol, 2007, 114(2): 97–109.

［99］LOUIS D N, PERRY A, WESSELING P, et al. The 2021 WHO Classification of Tumors of the Central Nervous System: a summary ［J］. Neuro Oncol, 2021, 23(8): 1231–1251.

［100］LU J, ZHAO Z, ZHANG J, et al. Functional maps of direct electrical stimulation–induced speech arrest and anomia: a multicentre retrospective study ［J］. Brain, 2021, 144(8): 2541–2553.

［101］MAGRINI S, FELETTI A, MARTON E, et al. Gliomas of the pineal region ［J］. J Neurooncol, 2013, 115(1): 103–111.

［102］MAHAJAN S, DANDAPATH I, GARG A, et al. The evolution of pleomorphic xanthoastrocytoma: from genesis to molecular alterations and mimics ［J］. Lab Invest, 2022, 102(7): 670–681.

［103］MAHMOUDI K, GARVEY K L, BOURAS A, et al. 5–aminolevulinic acid photodynamic therapy for the treatment of high–grade gliomas ［J］. J Neurooncol, 2019, 141(3): 595–607.

［104］MAJZNER R G, RAMAKRISHNA S, YEOM K W, et al. GD2–CAR T cell therapy for H3K27M-mutated diffuse midline gliomas ［J］. Nature, 2022, 603(7903): 934-941.

［105］MAKURIA A T, HENDERSON F C, RUSHING E J, et al. Oligodendroglioma with neurocytic differentiation versus atypical extraventricular neurocytoma: a case report of unusual pathologic findings of a spinal cord tumor ［J］. J Neurooncol, 2007, 82(2): 199-205.

［106］MALLEREAU C H, GANAU M, TODESCHI J, et al. Primary Brain Rhabdomyosarcoma Causing Extracranial Metastases: Case Report with Narrative Review of Atypical Presentations and Their Diagnostic Challenges ［J］. World Neurosurg, 2020, 138: 363-368.

［107］MERENZON M, LEVY A S, BHATIA S, et al. Surgical Approaches to Thalamic Gliomas: A Systematic Review ［J］. World Neurosurg, 2023, 171: 25-34.

［108］MOHILE N A, MESSERSMITH H, GATSON N T, et al. Therapy for Diffuse Astrocytic and Oligodendroglial Tumors in Adults: ASCO-SNO Guideline ［J］. J Clin Oncol, 2022, 40(4): 403-426.

［109］MOLLOY E S, SINGHAL A B, CALABRESE L H. Tumour-like mass lesion: an under-recognised presentation of primary angiitis of the central nervous system ［J］. Ann Rheum Dis, 2008, 67(12): 1732-1735.

［110］MONDRAGÓN-SOTO M G, DEL VALLE L, GONZÁLEZ-SOTO J A, et al. Metastatic primary brain rhabdomyosarcoma in a pediatric patient: illustrative case ［J］. J Neurosurg Case Lessons, 2022, 4(4): 1-5.

［111］MOUDGIL-JOSHI J, KALIAPERUMAL C. Letter regarding Louis et al: The 2021 WHO Classification of Tumors of the Central Nervous System: A summary ［J］. Neuro Oncol, 2021, 23(12): 2120-2121.

［112］MUELLER S, KLINE C, STOLLER S, et al. PNOC015: Repeated convection enhanced delivery of MTX110 (aqueous panobinostat) in children with newly diagnosed diffuse intrinsic pontine glioma ［J］. Neuro Oncol, 2023, 25(11): 2074-2086.

［113］NAKASU S, NAKASU Y, TSUJI A, et al. Incidental diffuse low-grade gliomas: A systematic review and meta-analysis of treatment results with correction of lead-time and length-time biases ［J］. Neurooncol Pract, 2023, 10(2): 113-125.

［114］NING X, ZHAO C, WANG C, et al. Intracranial Demyelinating Pseudotumor: A Case Report and Review of the Literature ［J］. Turk Neurosurg, 2017, 27(1): 146-150.

［115］NIU X, WANG C, ZHOU X, et al. Pineal Region Glioblastomas: Clinical Characteristics, Treatment, and Survival Outcome ［J］. World Neurosurg, 2021, 146: e799-e810.

［116］NIU X, WANG T, ZHOU X, et al. Surgical treatment and survival outcome of patients with adult thalamic glioma: a single institution experience of 8 years［J］. J Neurooncol, 2020, 147(2): 377–386.

［117］OCHIAI H, YAMAKAWA Y, KAWANO H, et al. Late spinal cord metastasis of fourth ventricle ependymoma appeared nineteen years after the initial treatment ［J］. J Neurooncol, 2010, 96(2): 295–299.

［118］OKADA M, YANO H, HIROSE Y, et al. Olig2 is useful in the differential diagnosis of oligodendrogliomas and extraventricular neurocytomas［J］. Brain Tumor Pathol, 2011, 28(2): 157–161.

［119］ONGÜRÜ O, DEVECI S, SIRIN S, et al. Dysembryoplastic neuroepithelial tumor in the left lateral ventricle［J］. Minim Invasive Neurosurg, 2003, 46(5): 306–309.

［120］OSTROM Q T, PRICE M, RYAN K, et al. CBTRUS Statistical Report: Pediatric Brain Tumor Foundation Childhood and Adolescent Primary Brain and Other Central Nervous System Tumors Diagnosed in the United States in 2014–2018 ［J］. Neuro Oncol, 2022, 24(Suppl 3): iii1–iii38.

［121］OTANI N, MORI K, WADA K, et al. Multistaged, multidirectional strategy for safe removal of large meningiomas in the pineal region［J］. Neurosurg Focus, 2018, 44(4): 1–7.

［122］PAGÈS M, DEBILY M A, FINA F, et al. The genomic landscape of dysembryoplastic neuroepithelial tumours and a comprehensive analysis of recurrent cases［J］. Neuropathol Appl Neurobiol, 2022, 48(6): 1–13.

［123］PAJTLER K W, WEI Y, OKONECHNIKOV K, et al. YAP1 subgroup supratentorial ependymoma requires TEAD and nuclear factor Ⅰ–mediated transcriptional programmes for tumorigenesis［J］. Nat Commun, 2019, 10(1): 1–16.

［124］PALMISCIANO P, EL AHMADIEH T Y, HAIDER A S, et al. Thalamic gliomas in adults: a systematic review of clinical characteristics, treatment strategies, and survival outcomes［J］. J Neurooncol, 2021, 155(3): 215–224.

［125］PARK K Y, KIM B M, KIM D J. Preoperative Coiling of Coexisting Intracranial Aneurysm and Subsequent Brain Tumor Surgery［J］. Korean J Radiol, 2016, 17(6): 931–939.

［126］PEÑAGARIKANO O, ABRAHAMS B S, HERMAN E I, et al. Absence of CNTNAP2 leads to epilepsy, neuronal migration abnormalities, and core autism-related deficits［J］. Cell, 2011, 147(1): 235–246.

［127］PERRONE M G, RUGGIERO A, CENTONZE A, et al. Diffuse Intrinsic Pontine Glioma (DIPG): Breakthrough and Clinical Perspective［J］. Curr Med Chem, 2021, 28(17): 3287–3317.

［128］PHI J H, KIM S H. Dysembryoplastic Neuroepithelial Tumor: A Benign but

Complex Tumor of the Cerebral Cortex［J］. Brain Tumor Res Treat, 2022, 10(3): 144–150.

［129］PHILLIPS J J, GONG H, CHEN K, et al. The genetic landscape of anaplastic pleomorphic xanthoastrocytoma［J］. Brain Pathol, 2019, 29(1): 85–96.

［130］PRADHAN A, MOZAFFARI K, GHODRATI F, et al. Modern surgical management of incidental gliomas［J］. J Neurooncol, 2022, 159(1): 81–94.

［131］PRZYBYLOWSKI C J, HERVEY–JUMPER S L, SANAI N. Surgical strategy for insular glioma［J］. J Neurooncol, 2021, 151(3): 491–497.

［132］REINHARDT A, STICHEL D, SCHRIMPF D, et al. Anaplastic astrocytoma with piloid features, a novel molecular class of IDH wildtype glioma with recurrent MAPK pathway, CDKN2A/B and ATRX alterations［J］. Acta Neuropathol, 2018, 136(2): 273–291.

［133］RHOTON A L Jr. Cerebellum and fourth ventricle［J］. Neurosurgery, 2000, 47(3 Suppl): S7–S27.

［134］ROMINIYI O, VANDERLINDEN A, CLENTON S J, et al. Tumour treating fields therapy for glioblastoma: current advances and future directions［J］. Br J Cancer, 2021, 124(4): 697–709.

［135］ROSEMBERG S, VIEIRA G S. Dysembryoplastic neuroepithelial tumor. An epidemiological study from a single institution［J］. Arq Neuropsiquiatr, 1998, 56(2): 232–236.

［136］RULLI E, LEGRAMANDI L, SALVATI L, et al. The impact of targeted therapies and immunotherapy in melanoma brain metastases: A systematic review and meta–analysis［J］. Cancer, 2019, 125(21): 3776–3789.

［137］SALEH A H, SAMUEL N, JURASCHKA K, et al. The biology of ependymomas and emerging novel therapies［J］. Nat Rev Cancer, 2022, 22(4): 208–222.

［138］SANAI N, POLLEY M Y, BERGER M S. Insular glioma resection: assessment of patient morbidity, survival, and tumor progression［J］. J Neurosurg, 2010, 112(1): 1–9.

［139］SAUVAGEOT S, BOETTO J, DUFFAU H. Surgical, functional, and oncological considerations regarding awake resection for giant diffuse lower–grade glioma of more than 100 cm^3［J］. J Neurosurg, 2023, 139(4): 1–10.

［140］SCHWARTZENTRUBER J, KORSHUNOV A, LIU X Y, et al. Driver mutations in histone H3.3 and chromatin remodelling genes in paediatric glioblastoma［J］. Nature, 2012, 482(7384): 226–231.

［141］SCULL C, AMAR S, FEIZ–ERFAN I, et al. Adult Onset Primary Pineal Rhabdomyosarcoma［J］. J Clin Oncol, 2016, 34(15): e137–e140.

［142］SERRA C, TÜRE H, YALTIRIK C K, et al. Microneurosurgical removal of thalamic lesions: surgical results and considerations from a large, single–surgeon consecutive series [J] . J Neurosurg, 2020: 1–11.

[143] SHAIKH N, BRAHMBHATT N, KRUSER T J, et al. Pleomorphic xanthoastrocytoma: a brief review [J] . CNS Oncol, 2019, 8(3): 1–10.

[144] SHARMA M C, DEB P, SHARMA S, et al. Neurocytoma: a comprehensive review [J] . Neurosurg Rev, 2006, 29(4): 270–285.

[145] SHAW E G, BERKEY B, COONS S W, et al. Recurrence following neurosurgeon–determined gross–total resection of adult supratentorial low–grade glioma: results of a prospective clinical trial [J] . J Neurosurg, 2008, 109(5): 835–841.

[146] SHEN G, ZHENG F, REN D, et al. Anlotinib: a novel multi–targeting tyrosine kinase inhibitor in clinical development [J] . J Hematol Oncol, 2018, 11(1): 1–11.

[147] SIEVERS P, STICHEL D, SCHRIMPF D, et al. FGFR1:TACC1 fusion is a frequent event in molecularly defined extraventricular neurocytoma [J] . Acta Neuropathol, 2018, 136(2): 293–302.

[148] SIMON M, NEULOH G, VON LEHE M, et al. Insular gliomas: the case for surgical management [J] . J Neurosurg, 2009, 110(4): 685–695.

[149] SLOAN A E, NOCK C J, EINSTEIN D B. Diagnosis and treatment of melanoma brain metastasis: a literature review [J] . Cancer Control, 2009, 16(3): 248–255.

[150] SNYDER L A, WOLF A B, OPPENLANDER M E, et al. The impact of extent of resection on malignant transformation of pure oligodendrogliomas [J] . J Neurosurg, 2014, 120(2): 309–314.

[151] SPERDUTO P W, KASED N, ROBERGE D, et al. Summary report on the graded prognostic assessment: an accurate and facile diagnosis–specific tool to estimate survival for patients with brain metastases [J] . J Clin Oncol, 2012, 30(4): 419–425.

[152] STUPP R, TAILLIBERT S, KANNER A, et al. Effect of Tumor–Treating Fields Plus Maintenance Temozolomide vs Maintenance Temozolomide Alone on Survival in Patients With Glioblastoma: A Randomized Clinical Trial [J] . Jama, 2017, 318(23): 2306–2316.

[153] STUPP R, TAILLIBERT S, KANNER A A, et al. Maintenance Therapy With Tumor–Treating Fields Plus Temozolomide vs Temozolomide Alone for Glioblastoma: A Randomized Clinical Trial [J] . Jama, 2015, 314(23): 2535–2543.

[154] STURM D, WITT H, HOVESTADT V, et al. Hotspot mutations in *H3F3A* and *IDH1* define distinct epigenetic and biological subgroups of glioblastoma [J] . Cancer Cell, 2012, 22(4): 425–437.

[155] TAKADA A, II N, HIRAYAMA M, et al. Long–term follow–up of intensive chemotherapy followed by reduced–dose and reduced–field irradiation for

intracranial germ cell tumor［J］. J Neurosurg Pediatr, 2018, 23(3): 317-324.

［156］THOM M, TOMA A, AN S, et al. One hundred and one dysembryoplastic neuroepithelial tumors: an adult epilepsy series with immunohistochemical, molecular genetic, and clinical correlations and a review of the literature［J］. J Neuropathol Exp Neurol, 2011, 70(10): 859-878.

［157］THWAY K, FISHER C. Tumors with EWSR1-CREB1 and EWSR1-ATF1 fusions: the current status［J］. Am J Surg Pathol, 2012, 36(7): e1-e11.

［158］VAN SONDEREN A, ARIÑO H, PETIT-PEDROL M, et al. The clinical spectrum of Caspr2 antibody-associated disease［J］. Neurology, 2016, 87(5): 521-528.

［159］VERA-BOLANOS E, ALDAPE K, YUAN Y, et al. Clinical course and progression-free survival of adult intracranial and spinal ependymoma patients ［J］. Neuro Oncol, 2015, 17(3): 440-447.

［160］VUONG H G, LE H T, DUNN I F. The prognostic significance of further genotyping H3G34 diffuse hemispheric gliomas［J］. Cancer, 2022, 128(10): 1907-1912.

［161］VUONG H G, LE H T, NGO T N M, et al. H3K27M-mutant diffuse midline gliomas should be further molecularly stratified: an integrated analysis of 669 patients［J］. J Neurooncol, 2021, 155(3): 225-234.

［162］WALKER D A, LIU J, KIERAN M, et al. A multi-disciplinary consensus statement concerning surgical approaches to low-grade, high-grade astrocytomas and diffuse intrinsic pontine gliomas in childhood (CPN Paris 2011) using the Delphi method［J］. Neuro Oncol, 2013, 15(4): 462-468.

［163］WANG J, LUO X, CHEN C, et al. Preoperative MRI for postoperative seizure prediction: a radiomics study of dysembryoplastic neuroepithelial tumor and a systematic review［J］. Neurosurg Focus, 2022, 53(4): 1-10.

［164］WANG Y, WANG Y, FAN X, et al. Putamen involvement and survival outcomes in patients with insular low-grade gliomas［J］. J Neurosurg, 2017, 126(6): 1788-1794.

［165］WELSH C T. Pseudoneoplasms in the nervous system［J］. Semin Diagn Pathol, 2016, 33(1): 13-23.

［166］WILSON J W. Nocardiosis: updates and clinical overview［J］. Mayo Clin Proc, 2012, 87(4): 403-407.

［167］WINKLER E A, BIRK H, SAFAEE M, et al. Surgical resection of fourth ventricular ependymomas: case series and technical nuances［J］. J Neurooncol, 2016, 130(2): 341-349.

［168］XIE L, WANG W, ZHOU H, et al. Adult Primary Pineal Alveolar Rhabdomyosarcoma with FOXO1 Gene Rearrangement and OLIG2 Expression: A Rare Case Report and Literature Review［J］. Int J Surg Pathol, 2022, 30(7):

769–775.

［169］YAĞMURLU K, ZAIDI H A, KALANI M Y S, et al. Anterior interhemispheric transsplenial approach to pineal region tumors: anatomical study and illustrative case ［J］. J Neurosurg, 2018, 128(1): 182–192.

［170］YAHALOM J, ILLIDGE T, SPECHT L, et al. Modern radiation therapy for extranodal lymphomas: field and dose guidelines from the International Lymphoma Radiation Oncology Group ［J］. Int J Radiat Oncol Biol Phys, 2015, 92(1): 11–31.

［171］YAŞARGIL M G, VON AMMON K, CAVAZOS E, et al. Tumours of the limbic and paralimbic systems ［J］. Acta Neurochir (Wien), 1992, 118(1/2): 40–52.

［172］YU L, ORAZMYRADOV B, QI S, et al. Reinvestigation of the origins of pineal meningiomas based on its related veins and arachnoid membranes ［J］. BMC Neurol, 2020, 20(1): 1–8.

［173］YU T, ZHANG M, ZHOU Q, et al. Primary third ventricular tumor in an 18–year–old man ［J］. Neuropathology, 2015, 35(6): 599–602.

［174］ZHANG A S, OSTROM Q T, KRUCHKO C, et al. Complete prevalence of malignant primary brain tumors registry data in the United States compared with other common cancers, 2010 ［J］. Neuro Oncol, 2017, 19(5): 726–735.

［175］ZHANG N, TIAN H, HUANG D, et al. Sodium Fluorescein–Guided Resection under the YELLOW 560 nm Surgical Microscope Filter in Malignant Gliomas: Our First 38 Cases Experience ［J］. Biomed Res Int, 2017, 2017: 1–10.

［176］ZHANG P, WANG X, JI N, et al. Clinical, radiological, and pathological features of 33 adult unilateral thalamic gliomas ［J］. World J Surg Oncol, 2016, 14: 1–11.

［177］ZHAO F, WU T, WANG L M, et al. Survival and Prognostic Factors of Adult Intracranial Ependymoma: A Single–institutional Analysis of 236 Patients ［J］. Am J Surg Pathol, 2021, 45(7): 979–987.

［178］ZHENG T, GHASEMI D R, OKONECHNIKOV K, et al. Cross–Species Genomics Reveals Oncogenic Dependencies in ZFTA/C11orf95 Fusion–Positive Supratentorial Ependymomas ［J］. Cancer Discov, 2021, 11(9): 2230–2247.